Stundenkonzepte für Männer

Katharina Gisselmann

# Stundenkonzepte für Männer

20 Gruppenstunden für die Aktivierung
in Betreuungseinrichtungen

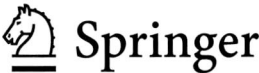 Springer

**Katharina Gisselmann**
Bochum
Deutschland

ISBN 978-3-662-57288-7          ISBN 978-3-662-57289-4 (eBook)
https://doi.org/10.1007/978-3-662-57289-4

Die Deutsche Nationalbibliothek verzeichnet diese Publikation in der Deutschen Nationalbibliografie; detaillierte bibliografische Daten sind im Internet über http://dnb.d-nb.de abrufbar.

Fotonachweis Umschlag: © diego cervo / stock.adobe.com
Umschlaggestaltung: deblik Berlin

Springer ist ein Imprint der eingetragenen Gesellschaft Springer-Verlag GmbH, DE und ist ein Teil von Springer Nature.
Die Anschrift der Gesellschaft ist: Heidelberger Platz 3, 14197 Berlin, Germany

# Vorwort

Eine Frau, Mitte 30, schreibt ein Buch über Männer? Passt das überhaupt zusammen? Dieser Frage musste ich mich immer wieder stellen. Schon vor der Anfertigung des Manuskripts, im Rahmen meiner Dozententätigkeit in der Fort-, Weiter- und Ausbildung von Mitarbeiterinnen in der Betreuung und Pfege von Senioren und Menschen mit Demenz, waren mir die Betreuung von Männern und das Verstehen männlichen Handelns wichtig. Dann wurde es auch ein großes Anliegen, die Kursteilnehmer dafür zu sensibilisieren.

Im Jahr 2007 beendete ich meine Ausbildung zur Ergotherapeutin. Dass ich jemals im Bereich Geriatrie landen würde, hatte ich zu dem Zeitpunkt nicht für möglich gehalten. Aber wie das Schicksal manchmal so spielt: Meine erste Anstellung fand ich in einem geschlossenen gerontopsychiatrischen Bereich einer stationären Pflegeeinrichtung.

Von meinem ersten geplanten Gruppenangebot erzähle ich immer sehr gerne, da es wirklich alles andere als rund lief. Ich hatte Plan A und B vorbereitet, und am Ende wurde es ein holpriger Plan C. Ich fühlte mich von so manchen Büchern, die ich im Vorfeld gelesen hatte, tatsächlich ein bisschen im Stich gelassen, und ich fragte mich immer wieder: „Wer das geschrieben hat, hat noch nie in der Praxis gearbeitet." Nun gut. Einige der Bücher fanden über diverse Internetportale einen neuen Abnehmer.

Nach einiger Zeit, natürlich auch mit Misserfolgen (eher für mich) gespickt, fand ich geeignete Gruppenangebote. Auffallend war zu dem Zeitpunkt schon die höhere Teilnehmerzahl der Damen. Ich muss dazu erwähnen, dass wir damals schon einen hohen Anteil an Männern in unserem Bereich hatten. Für die Männer wurde irgendwann eine Werkstatt eingerichtet, welche großen Anklang fand. Aber nicht bei allen Männern. Mir fiel während meiner praktischen Tätigkeit auf, dass es durchaus Männer gab, die sich überhaupt nicht für das Handwerk interessierten: Herr B. war Lehrer für Mathematik, Chemie und Physik gewesen („Handwerk hat mich noch nie interessiert"), Herr W. Polizeibeamter. In seiner Freizeit hatte er – als Ausgleich zu seinem Job – Briefmarken und Münzen gesammelt („Mein Schwager hat sich um Reparaturen gekümmert."). Herr T. interessierte sich für alles, was auch nur irgendwie motorisiert war. Und Herr V. war vor seinem Einzug obdachlos. Über sein Berufsleben wollte er zu keiner Zeit reden. Er interessierte sich für Fußball.

Und dann stand ich da, mit meiner Werkstatt sowie einer 10-Minuten-Aktivierungskiste zum Thema „Werkzeug". Ich musste meine Inhalte der Betreuung überdenken. Ich war am Zug, mich den Bedürfnissen und Bedarfen meiner zu betreuenden Bewohner anzupassen. Ich musste meine Angebote so umgestalten, dass die Inhalte zu den Interessen der jeweiligen Bewohner passten. Ich musste mich mit Themen auseinandersetzen, die für mich teilweise wirklich totales „Neuland" darstellten.

Die Auseinandersetzung mit der Biografie und den jeweiligen Interessen stellte nun die Grundlage meiner Arbeit dar. Die vorhandenen Biografiebögen ergänzte ich, sobald ich etwas Neues herausfand. Aussagen von Angehörigen wurden immer kenntlich gemacht, da ich dort immer wieder feststellen musste, dass es häufig Abweichungen gab. Neben dem Blick in die Vergangenheit fand viel Biografiearbeit in der Gegenwart statt. Auseinandersetzung mit dem Hier und Jetzt ermöglicht eine positive Lebensbilanzierung.

Wir hatten Männer in unserem Bereich, die an allen Angeboten teilnahmen. Diese stellten mich nicht vor eine große Herausforderung. Aber was war mit jenen Männern, die alles ablehnten? Was war mit den Männern, die nicht aus ihren Zimmern kamen? Dafür musste es doch einen Grund geben. Und auch hier begab ich mich auf „Spurensuche". Ich wollte verstehen. Ich musste mich selbst sensibilisieren. Welche Gründe gibt es dafür, dass jemand nicht unter Menschen möchte? Außer den, dass er nie gerne in Gesellschaft war? Warum möchte jemand sein Zimmer nicht verlassen?

Neben 20 ausgearbeiteten Stundenkonzepten finden Sie die Antworten zu diesen und weiteren Fragen in diesem Buch. Ich bin der Geriatrie/Gerontopsychiatrie übrigens bis heute treu geblieben und kann mir einen anderen Bereich vorerst nicht mehr vorstellen.

Danken möchte ich an dieser Stelle dem Springer-Verlag, namentlich Frau Katrin Lenhart und Frau Barbara Knüchel, sowie meinem Lektor Volker Drüke. Danke für Ihre Ausdauer und Geduld!

**Katharina Gisselmann**

# Inhaltsverzeichnis

# II    Stundenkonzepte

**Serviceteil**

# Hilfreiches Basiswissen

# Zahlen und Fakten

© Springer-Verlag GmbH Deutschland, ein Teil von Springer Nature 2019
K. Gisselmann, *Stundenkonzepte für Männer*,
https://doi.org/10.1007/978-3-662-57289-4_1

Im Jahr 2015 lag die Anzahl der Menschen mit Pflegebedürftigkeit bei fast 2,9 Millionen. Knapp ein Drittel von ihnen leben in stationären Pflegeeinrichtungen (◘ Abb. 1.1).

◘ Tab. 1.1 ermöglicht eine differenzierte Sichtweise auf die gesellschaftliche Entwicklung.

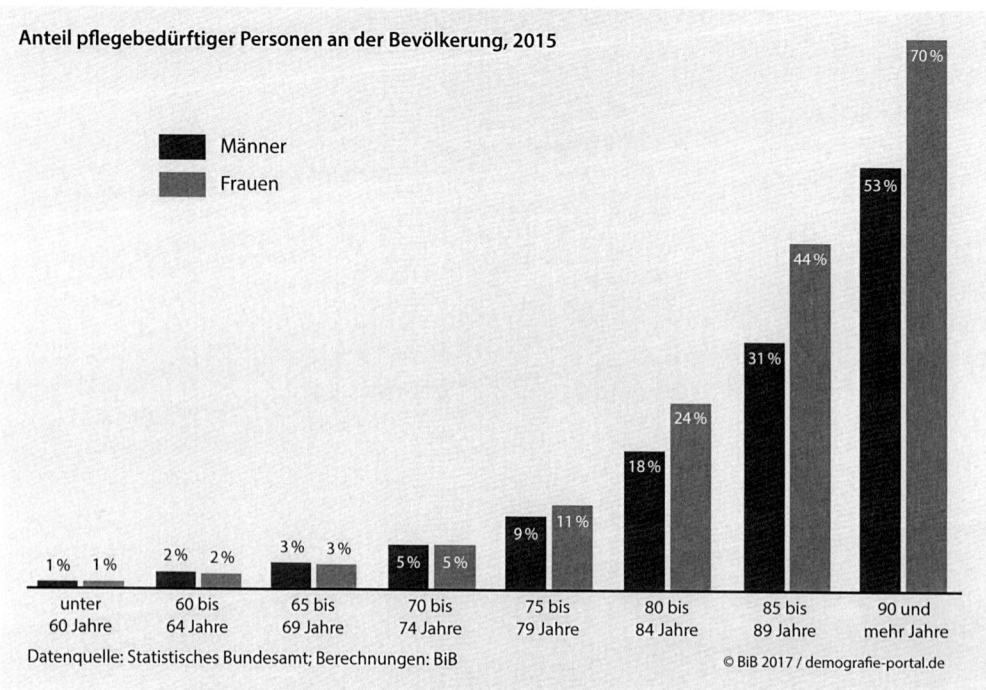

◘ **Abb. 1.1**    Pflegebedürftigkeit der Menschen in Deutschland. (Datenquelle: Statistisches Bundesamt; Berechnungen: BiB)

◘ **Tab. 1.1**  Pflegebedürftige nach Versorgungsart, Geschlecht und Pflegestufe 2015. (Mod. nach Statistisches Bundesamt; www.destatis.de)

| Pflege | Pflegebedürftige | | Pflegestufe | | | Bisher ohne Zuordnung | Anteil an Pflegebedürftigen insgesamt |
|---|---|---|---|---|---|---|---|
| | insgesamt | Darunter weiblich | I | II | III[1] | | |
| | Anzahl | % | | | | | |
| Insgesamt | 2.860.293 | 64,0 | 57,2 | 31,1 | 11,3 | 0,3 | 100,0 |
| Pflegebedürftige zu Hause versorgt | 2.076.877 | 61,1 | 64,2 | 27,9 | 7,9 | – | 72,6 |

☑ **Tab. 1.1** (Fortsetzung)

| Pflege | Pflegebedürftige | | Pflegestufe | | | Bisher ohne Zuordnung | Anteil an Pflegebedürftigen insgesamt |
|---|---|---|---|---|---|---|---|
| | insgesamt | Darunter weiblich | I | II | III[1] | | |
| | Anzahl | % | | | | | |
| Davon | | | | | | | |
| allein durch Angehörige[2] | 1.384.604 | 58,3 | 66,7 | 26,4 | 6,9 | – | 48,4 |
| zusammen mit/durch ambulante(n) Pflegedienste(n) | 692.273 | 66,7 | 59,1 | 31,1 | 9,8 | – | 24,2 |
| Pflegebedürftige vollstationär in Heimen | 783.416 | 71,8 | 38,8 | 39,6 | 20,5 | 1,1 | 27,4 |

1 Einschließlich Härtefälle
2 Entspricht den Empfängern/Empfängerinnen von ausschließlich Pflegegeld nach § 37 SGB XI. Empfänger/-innen von Kombinationsleistungen nach § 38 SGB XI sind dagegen in den ambulanten Pflegediensten enthalten.
– = Nichts vorhanden

## 1.1 Männer sind in Pflegeheimen untervertreten

Ab dem 75. Lebensjahr ist die Pflegebedürftigkeit der Frauen zunehmend höher als die der Männer. Dies kann auf die niedrigere Lebenserwartung der Männer zurückzuführen sein, aber auch auf die unterschiedliche Herangehensweise an die Pflegebedürftigkeit. Es werden weniger Anträge für Männer auf Pflegebedürftigkeit gestellt. Außerdem besteht die Tatsache, dass Männer häufiger von ihren Frauen versorgt werden, sodass diese Fälle, auch wenn eine Pflegebedürftigkeit vorhanden ist, nicht in der Statistik auftauchen. Frauen sind im Durchschnitt häufiger jünger als ihre Männer, auch dies trägt mit zur alleinigen Versorgung im häuslichen Umfeld bei.

2015 waren 71,8% der Pflegebedürftigen in stationären Einrichtungen Frauen – dies bedeutet: Ein Mann kommt aktuell auf drei Frauen im bundesweiten Durchschnitt.

Weitere Aspekte sind die klassische Rolle des Mannes und ihre traditionellen Muster. Männer nehmen mögliche Leistungen weniger in Anspruch. Sie sind seltener dazu bereit, Hilfe in den unterschiedlichsten Bereichen (Versorgung, Pflege, allgemeine Unterstützung usw.) in Anspruch zu nehmen.

## 1.2    „Männliche" Demenz – geschlechtsspezifische Unterschiede

30% der an Demenz Erkrankten sind Männer, 70% Frauen (www.deutsche-alzheimer.de). Haben Frauen ein höheres Risiko, an einer Demenz zu erkranken?

Ein wesentlicher Grund ist das höhere Lebensalter der Frauen. Dadurch steigt das Risiko, an einer Demenz zu erkranken. Mittlerweile gibt es eine Fülle an Studien, die sich mit dem Thema beschäftigen, aber so ganz erforscht ist dieses Themengebiet immer noch nicht. Männer scheinen aufgrund ihres um ca. 10% größeren Hirns Defizite länger kompensieren zu können. Ein größeres Hirnvolumen wirkt augenscheinlich schützend vor Schädigungen, da Menschen mit einem kleineren Hirnvolumen eher Defizite aufweisen.

Auch darf man die Bildung nicht außer Acht lassen. Menschen mit einer höheren Bildung zeigen unterschiedlichen wissenschaftlichen Untersuchungen zufolge im Vergleich zu Menschen mit einer niedrigeren Bildung trotz einer höheren Schädigung gleiche kognitive Defizite auf. Schauen wir auf unsere zu betreuende Generation

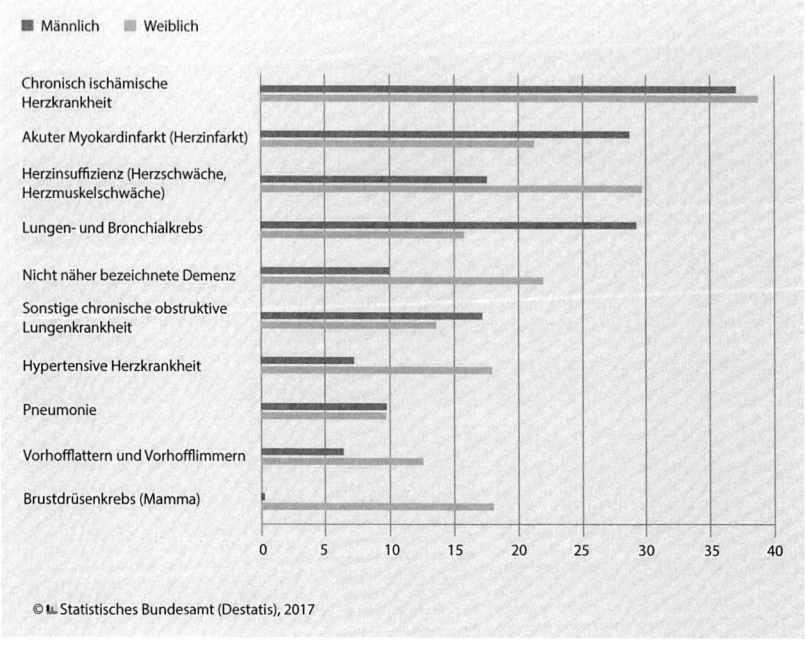

© ⌊⌊ Statistisches Bundesamt (Destatis), 2017

▣ **Abb. 1.2**    Häufigste Todesursachen in Deutschland im Jahr 2015 (in Tausend). (Datenquelle: Statistisches Bundesamt/Destatis 2017)

und in das letzte Jahrhundert, so stellen wir fest, dass bei unserer Klientel die Männer einen leichteren Zugang zu Bildung und zu höher qualifizierten Berufen hatten als Frauen.

Bei Frauen ist die Demenz aktuell die dritthäufigste Todesursache, bei Männern steht sie an sechster Stelle (◼ Abb. 1.2).

# Was ist die Biografie eines Menschen?

© Springer-Verlag GmbH Deutschland, ein Teil von Springer Nature 2019
K. Gisselmann, *Stundenkonzepte für Männer*,
https://doi.org/10.1007/978-3-662-57289-4_2

## 2.1    Erlernen eines sensiblen Umgangs mit der Biografie eines Menschen

Alle unsere Angebote sind biografieorientiert, oder wir lernen unser Gegenüber, seine Biografie innerhalb der Angebote kennen. Seien es Vorlieben oder Abneigungen, Interessen und Hobbys. Durch das Kennenlernen der Biografie können wir uns aber auch Verhaltensweisen erklären, besonders bei Menschen mit Demenz.

**Beispiel**

Warum geht Herr M. jeden Abend über den Wohnbereich und drückt jede Türklinke hinunter? – Er war Justizvollzugsbeamter.

Warum möchte Herr K. nicht aus seinem Zimmer kommen? – Herr K. fühlt sich unwohl. Seit seiner Zeit in Gefangenschaft auf engem Raum meidet er Menschenansammlungen. Er wird nervös, beobachtet mehr den Ausgang und isst während der Mahlzeiten nur wenige Bissen, damit er wieder schnell aufstehen kann.

Biografische Informationen sind höchst sensible Informationen. Die Biografie eines Menschen ist intim, und man erzählt nicht „einfach so" aus seinem Leben.

Aus meiner jahrelangen praktischen Tätigkeit weiß ich leider, dass häufig unsensible und unreflektierte Biografiearbeit geleistet wird. Der „Klassiker" ist der Biografiebogen. Dieser wird z. B. den Angehörigen ausgehändigt, oder der Mensch wird durch das Personal ab- und ausgefragt.

Wenn wir biografische Informationen erhalten, ist es wichtig, zu vermerken, wer diese Angaben getroffen hat, besonders wenn es um Vorlieben, Hobbys, Interessen und Abneigungen geht. Außenstehende können nur unsere „äußere Biografie" benennen. Die äußere Biografie ist immer nachweisbar – sozusagen unser Lebenslauf. Wo sind wir geboren? Welchen Beruf haben wir erlernt? Sind wir verheiratet? Gibt es Geschwister? Und so weiter.

Viel wichtiger ist jedoch die innere Biografie. Wie bewerte ich die erlebten Dinge in meinem Lebenslauf?

**Beispiel**

Herr K. ist gelernter Metzger. Er hat den Familienbetrieb in der dritten Generation übernommen. Spricht man mit Herrn K. über seinen erlernten Beruf, wird er nachdenklich und bedrückt. Er wäre lieber Lehrer geworden. Er hatte jedoch nur Schwestern und musste den Betrieb aus Tradition weiterführen.

Wichtig ist außerdem: Unser Gegenüber gibt das Tempo an, wenn er aus seinem Leben erzählt. Es muss eine „Wohlfühlatmosphäre" vorhanden sein. Der Mensch muss sich sicher fühlen und das Vertrauen zur Gruppe und/oder zu den anderen Teilnehmern im Gespräch haben. Biografiearbeit ist immer Beziehungsarbeit.

## 2.2 Warum sind Biografiekenntnisse eines Menschen mit Demenz von so hoher Bedeutung?

Wie schon beschrieben, sind Biografiekenntnisse wichtig, um eine Betreuung gestalten zu können. Dies gilt insbesondere bei Menschen mit Demenz. Biografisch orientierte Angebote können die Identität und das Selbstwertgefühl des Gegenübers stärken.

Bei Menschen mit Demenz spricht man häufig von „Inseln der Erinnerungen", die im Laufe der Krankheit übrig bleiben. Wir können durch biografieorientierte Angebote die Inseln der Erinnerungen stärken. Erinnerungen helfen uns, in unserer Identität zu bleiben. Dasselbe gilt für das Selbstwertgefühl. Dieses nimmt im Alter leider häufig ab. Fehlende körperliche und geistige Fitness, Schmerzen, chronische Erkrankungen, soziale Isolation, Abhängigkeiten und das Auf-Hilfe-angewiesen-Sein sind nur einige Beispiele.

**Beispiel**
Mir hat mal eine Bewohnerin gesagt: „Alt werden ist schön, alt sein nicht."

Wenn wir uns überlegen, wie häufig wir unseren Senioren Dinge abnehmen (vermeintlich der Zeit oder den Abläufen geschuldet), die diese noch selbst tätigen könnten, müssen wir uns fragen: Was machen unsere Handlungsweisen mit den Menschen? Wir nehmen unseren Senioren Dinge ab, nur weil sie möglicherweise ein bisschen länger brauchten. Ohne dass wir darum gebeten werden. Was macht das mit dem Selbstwertgefühl eines Menschen? Leider wird es sicher nicht gefördert.

Mit biografisch orientierten Angeboten können wir auf vorhandene Ressourcen zurückgreifen.

**Beispiel**
Herr T., 67 Jahre, gelernter Kfz-Mechaniker-Meister mit eigenem Betrieb ist nach einem Apoplex auf einen Pflegerollstuhl angewiesen.

Er hat eine linksseitige vollständige Körperlähmung (Hemiplegie). In seiner Sprache ist er ebenfalls stark eingeschränkt.

In der Betreuung haben wir Herrn T. mit zum Dienstwagen der Einrichtung genommen und die Motorhaube hochgestellt. Nachfragen unsererseits bezüglich des Aufbaus des Motors beantwortete er mit Mimik und Gestik. Manchmal erhielten wir auch bei Fragen, die für autointeressierte Männer wohl nicht existent waren, ein Stöhnen und Augenrollen. Herr T. hatte viel Freude daran, sein Wissen an uns weiterzugeben, und wir, ausschließlich weibliche Betreuungskräfte ohne viel Ahnung von Autos, haben von seinen Ressourcen profitiert.

## 2.3    Männlicher Biografiebogen

Vorweg möchte ich festhalten, dass ich keine Freundin von Biografiebögen bzw. vom Umgang mit diesen bin. Trotzdem bin ich der Meinung, dass ein Medium benötigt wird, um biografische Daten festhalten zu können.

> Nutzen Sie Biografiebögen nur als Gesprächsleitfaden. Formulieren Sie ihre eigenen Sätze mit Ihren ganz persönlichen Worten. Dadurch entsteht eine Vertrauensbasis. Und diese ist die Grundlage für die biografische Arbeit!

In der Praxis gibt es die unterschiedlichsten fertigen Biografiebögen. Es gibt keine gesetzliche Vorgabe für dieses Medium. Sie können sich daher auch einen Biografiebogen für Ihren Bedarf und für den Bereich anfertigen, in dem Sie tätig sind.

Im Folgenden finden Sie einen Biografiebogen mit dem Schwerpunkt „Männliche Lebensthemen" zur Erhebung einer individuellen Lebensgeschichte im Bereich der männlichen Lebenswelten. Es handelt sich hierbei nicht um einen vollständigen und komplett ausgearbeiteten Bogen. Dieser dient als Beiblatt/Ergänzung zu Ihrem vorhandenen Medium oder als Einstieg, um Ihre Klientel besser kennenzulernen. „Klassische", standardisierte Biografiebögen sind aus meiner Erfahrung heraus zu allgemein gehalten und in der Regel für beide Geschlechter konzipiert.

**Biografiebogen zur Erhebung einer individuellen Lebensge-schichte im Bereich der männlichen Lebenswelten und Lebensthemen**

**Wo ist Ihre Heimat?**

Wo sind Sie geboren? Wo sind Sie aufgewachsen? Mit wem sind Sie aufgewachsen? Ist/war Familie wichtig für Sie?

_____

_____

_____

_____

_____

_____

**Sind Sie gerne in Gemeinschaft?**

Waren Sie in einem ortsansässigen Verein oder hatten Sie einen festen Platz, eine feste Rolle/Aufgabe in einer anderen Gruppe? Waren Sie Mitglied in der Gemeinde oder z. B. in einem Gesangsverein/Chor und haben Sich dort engagiert? Haben Sie ein Ehrenamt ausgeführt?

_____

_____

_____

_____

_____

_____

**Welchen Beruf haben Sie gelernt?**

War der Beruf Ihre „erste Wahl" oder hätten Sie gerne etwas anderes gelernt? Mussten Sie aufgrund Ihrer Berufstätigkeit reisen? Welche Position hatten Sie in dem Unternehmen? Was war Ihre Haupttätigkeit? Gab es Tätigkeiten, die Sie besonders gerne ausgeführt haben? Gab es Tätigkeiten, die Sie nicht gerne ausgeführt haben? Welchen Bezug hatten Sie zu Ihren Arbeitskollegen?

_____

_____

_____

_____

_____

_____

### Interessieren Sie sich für Sport?

Waren Sie selbst sportlich aktiv? Welche Sportart haben Sie
betrieben?

_____

_____

_____

_____

_____

### Schauen Sie gerne TV?

Welche Sendungen schauen Sie? Schauen Sie Sportsendungen?
Nachrichten? Welches Genre bevorzugen Sie (Dokumentationen,
Quizshows, Krimis, Heimatfilme, Thriller usw.)? Gibt es eine
Sendung, die Sie nie verpassen durften/wollten?

_____

_____

_____

_____

_____

### Hören Sie gerne Musik?

Welche Musik mögen Sie? In welchen Situationen hören Sie Musik?
Gibt es Musik, die Sie überhaupt nicht mögen? Haben Sie eine/n
Lieblingsmusiker/in? Hören Sie einen bevorzugten Radiosender?

_____

_____

_____

_____

_____

## Interessieren Sie sich für Politik?

Waren Sie Parteimitglied? Haben Sie die Politik im In- und/oder
Ausland verfolgt? Wie haben Sie sich informiert?

_____

_____

_____

_____

_____

_____

## Lesen Sie gerne?

Haben Sie früher/heute Zeitung gelesen? Wenn ja, welche?
Welcher Teil durfte oder musste immer gelesen werden (Sport,
„Aus aller Welt", Lokales, Todesanzeigen)?

Haben Sie Bücher gelesen? Wenn ja, welches Genre? Hatten Sie
eine/n Lieblingsautor/in?

Haben Sie Zeitschriften gelesen? Wenn ja, welche? Hatten Sie ein
Abonnement?

_____

_____

_____

_____

_____

_____

## Sind Sie gerne gereist?

Wohin sind Sie gereist? Mit wem sind Sie gereist? Sind Sie
geflogen? Oder mit dem Auto … oder Motorrad … oder
Wohnmobil? Gibt es einen Lieblingsort? Kurzreisen/Städtetrips?
Wer hat den Urlaub geplant?

_____

_____

_____

_____

_____

_____

**Interessieren Sie sich für Autos? Motorräder? LKWs? Flugzeuge? Schiffe?**

Gibt es eine besondere Marke, die Sie bevorzugen? Haben Sie selbst Reparaturen durchgeführt? Oder hatten Sie eine Werkstatt Ihres Vertrauens? Wann haben Sie Ihren Führerschein gemacht?

_____

_____

_____

_____

_____

_____

**Hatten Sie einen Garten?**

Einen Nutzgarten? Was haben Sie angebaut? Wer war für den Anbau zuständig? Wie wurde die Ernte verarbeitet?

_____

_____

_____

_____

_____

_____

**Interessieren Sie sich für Mathematik oder Erdkunde/ Geografie oder Physik? Oder für Chemie?**

Lösen Sie gerne Matheaufgaben oder Formeln? Kennen Sie das Periodensystem?

_____

_____

_____

_____

_____

_____

**Interessieren Sie sich für Gesellschaftsspiele oder Kartenspiele oder Brettspiele?**

Was haben Sie gespielt? Mit wem haben Sie gespielt? Wann haben Sie gespielt? Wo haben Sie gespielt?

_____

_____

_____

_____

_____

_____

## 2.4    Männliche Lebenswelten (Lebensthemen)

Haben Frauen und Männer unterschiedliche Lebensthemen? Ja. Definitiv. Und damit meine ich nicht die gemeinsame Lebensplanung, denn natürlich gibt es gemeinsame Interessen!

Das traditionelle klassische Rollenbild setzt sich u.a. wie folgt zusammen: Der Mann ist das Oberhaupt der Familie und der Ernährer. Er repräsentiert die Familie. Männer sind die Versorger. Der Mann gilt als sexuell aktiv, stark und kräftig. Außerdem denkt er rational und handelt kämpferisch. Er zeigt keine körperlichen Schwächen, Emotionen sind ebenfalls nicht „erlaubt".

Für manch einen ist dieses klassische Rollenbild heute fernab der Realität, jedoch müssen wir uns bewusst machen, welche Generation wir betreuen: die Kriegs- und Nachkriegsgeneration. „Zäh wie Leder, hart wie Kruppstahl" und „Männer weinen nicht" sind typische Aussagen dieser Zeit. Wer von diesem klassischen Rollenbild geprägt wurde, legt dies im Alter in der Regel nicht ab. Auch wenn körperliche und kognitive Defizite auftreten.

Welche Gefühle entstehen bei unseren Männern, die wir betreuen, wenn diese Rollen, die doch die Gesellschaft stellt, nicht mehr erfüllt werden können? Kein gutes! Stattdessen etwa Scham und Gefühle des Nicht-mehr-gebraucht-Werdens, des „Übrig"-Seins.

Wir als Betreuungspersonal müssen uns dafür sensibilisieren, wie männliche Lebenswelten ausschauen können. Aber es ist nun einmal so, dass wir auch aufgrund der Sozialisierung und der traditionellen Rollenverteilung den Geschlechtern gewisse Lebensthemen zuordnen. Jedoch dürfen wir nicht vergessen, dass es auch Männer gibt, die gerne kochen und nicht nur grillen, Männer, die Make-up benutzen, und Männer, die stricken. Genauso gibt es Frauen, die sich für Autos und Motorräder interessieren, Frauen, die handwerklich geschickt sind, und Frauen, die Skat spielen. Es ist wichtig, diese Interessen zu kennen und zu erfragen (▶ Biografiebogen) bzw. zu beobachten. Nur so können wir tatsächlich eine interessante und bedarfsorientierte Betreuung gestalten.

Stellen Sie sich selbst die Frage, ob Sie irgendwo hingehen würden, woran Sie kein Interesse haben. Und Sie hätten sogar die Wahl. Wir können uns so mancher Situation und Veranstaltung nicht entziehen. Aber unsere Klientel kann es. Jederzeit dürfen die Angebote abgelehnt werden. Wir machen „nur" Angebote, keine Pflichtveranstaltungen.

## 2.5    Lebensbilanzierung … so wichtig!

Wann wird bilanziert? Wie kann Lebensbilanzierung unterstützt werden?

Die Lebensbilanzierung ist ein wichtiger Bestandteil unseres Seins, unserer Auseinandersetzung mit unserer Vergangenheit. Es geht dabei um einen Teil unserer Biografie. Jeder Mensch bilanziert sein Leben. In unterschiedlichsten Situationen, in unterschiedlichsten Milieus. Die einen, wenn Sie Zeit für sich haben, an einem Wohlfühlort mit einer Tasse Tee. Andere bei einem Spaziergang mit dem Hund. Wieder andere in der Badewanne. Jeder wählt seinen individuellen Raum für diese Lebensbilanzierung.

> Lebensbilanzierung bedeutet, kurz und knapp gesagt: Was hat mich geprägt? Was hat mich zu dem gemacht, der ich heute bin? Hätte ich Dinge vielleicht anders getan? Bereue ich Dinge? Bin ich besonders stolz auf Dinge, die ich geleistet habe?

Jeder Mensch bilanziert. Auch die Menschen, die wir betreuen. Wir können mit unseren Angeboten eine positive Lebensbilanzierung unterstützen. Wir können auf Ressourcen zurückgreifen. Manchmal geraten diese Ressourcen und positive Erinnerungen in Vergessenheit aufgrund der aktuellen Situation, z. B. bei einem Einzug in eine stationäre Einrichtung oder bei dem auftauchenden Gefühl, immer mehr auf Hilfe angewiesen zu sein.

### Beispiel

Herr K. verlor seine Frau 1993 durch einen Autounfall. Bis 2014 versorgte er sich selbstständig, knüpfte nach einiger Zeit neue Kontakte und schloss sich einer Seniorenreisegruppe an. Seine Kinder leben beide ca. 350 km entfernt. Im Sommer 2014 nahm sein neu gestaltetes Leben eine Wendung. Er erlitt einen schweren Schlaganfall. Er war rund um die Uhr auf Hilfe angewiesen. Er zog in eine Senioreneinrichtung. „Das wollte ich nie! Ich habe immer gehofft, dass ich einfach einschlafe. Ich wollte kein Pflegefall werden. Hilfe von Fremden annehmen war für mich ein Graus."

Herr K. war im Vorstand eines großen Automobilkonzerns tätig und immer in führender Position. Er hat Anweisungen gegeben und musste nur selten welche entgegennehmen. Er war immer unabhängig und selbstbestimmt. Nach einem langen Krankenhausaufenthalt zog er in eine Pflegeeinrichtung. „Ich war am Boden zerstört. Genau das, was ich nie wollte, ist auf einmal eingetreten. Ich habe mich so schwach gefühlt. So nutzlos. Ich fühlte mich ‚übrig'."

Körperlich ging es Herrn K. durch ein umfangreiches Therapieangebot stetig besser. Zu Beginn hatte Herr K. sein Zimmer sporadisch eingerichtet, „nur das Nötigste". Er lehnte Gruppenangebote strikt ab, obwohl er vor seinem Schlaganfall gerne in Gesellschaft gewesen war. Zu Beginn schaute Herr K. nur aus dem Fenster. Die Gespräche gestalteten sich kurz und knapp. „Sie können nichts mehr für mich tun … außer das Fotoalbum aus meinem Schrank geben und auf den Tisch legen", sagte er eines Tages. Es vergingen wieder einige Wochen, bis Herr K. von sich aus sagte: „Schau mal, meine Frau. Wir waren mit einem VW T3 in Kroatien. Meine Frau hatte die Vorhänge genäht, und der Wagen hieß Eule! Nicht meine Idee." Er lächelte! Ich war überrascht, dass Herr K. sich auf einmal von sich aus öffnete und mir augenscheinlich Vertrauen entgegenbrachte. Wir hatten noch gar nicht so viel miteinander geredet. Er lehnte das ständig ab. Ich musste Herrn K. „gestehen", dass ich keine Ahnung von Autos habe. Die kommenden Besuche gestalteten sich offener. Er erzählte von seinen zahlreichen Reisen, seinem Hobby – Autos – und seiner Ehefrau. „Maria wusste mit mir umzugehen", wiederholte er.

Heute ist Herr K. Heimbeiratsvorstand und kommunikativ. Außerdem ist er bei den Damen gerne gesehen und beliebt.

Fotos, Zertifikate, (Berufs-)Urkunden, Gesellen- und Meisterbriefe, individuelle Erinnerungen, Pokale und Medaillen können eine positive Lebensbilanzierung unterstützen.

Es ist wichtig, wenn möglich, die Angehörigen frühzeitig mit einzubeziehen. Die Erfahrung lehrt, dass Angehörige häufig „an die Hand genommen" werden müssen. Was wird warum benötigt? Warum sind bestimmte Gegenstände für den Menschen essenziell wichtig? Aufklärungsarbeit ist hier gefragt.

Auch können diese „kleine Helfer" wunderbar als Thema in der Betreuung mit eingebaut und als Gesprächsinhalt genutzt werden. Sie werden es selbst kennen: Der kleine Hinweis auf ein Foto im Zimmer: „Schauen Sie mal, meine Enkelkinder". Oder: „Siehst du das Geweih da oben? Das Reh habe ich selber erlegt."

> Wenn Sie keine oder nur wenig Ahnung von dem Thema haben – seien Sie neugierig. Interessieren Sie sich ehrlich für Ihr Gegenüber. Hören Sie aktiv zu! Stellen Sie Fragen. Greifen Sie auf die vorhandenen Ressourcen Ihres Gegenübers zurück. Unterstützen Sie ihn in seiner Lebensbilanzierung.

Biografisch orientierte Angebote stärken die Identität und das Selbstwertgefühl! Bei Menschen mit Demenz spricht man, wie bereits erwähnt, von *„Inseln der Erinnerungen"*, die im Laufe der Krankheit entstehen. Wir können mit biografisch orientierten Angeboten diese Inseln zusammenhalten, Brücken zu ihnen bauen.

## 2.6     Relativer Statusverlust

Hier möchte ich nochmals auf das klassische Rollenbild zurückkommen, das im Abschnitt „Lebensthemen" beschrieben wurde (▶ Abschn. 2.4). Wenn wir uns das Rollenbild eines Mannes sowie das unserer Klienten bewusst machen, merken wir schnell, dass unsere Klientel diesen Rollenerwartungen häufig nicht mehr gerecht werden kann – aufgrund unterschiedlichster Gründe. Physische und psychische Erkrankungen zählen dazu sowie der natürliche altersbedingte Abbau des Menschen.

Man muss etwas zurückschauen, um den relativen Statusverlust eines Mannes zu verstehen (◘ Abb. 2.1). Auch beim Mann spricht man von einem Klimakterium (Wechseljahren), welches zu einem Zeitpunkt eintritt, in dem viele Umbrüche stattfinden können. Oft

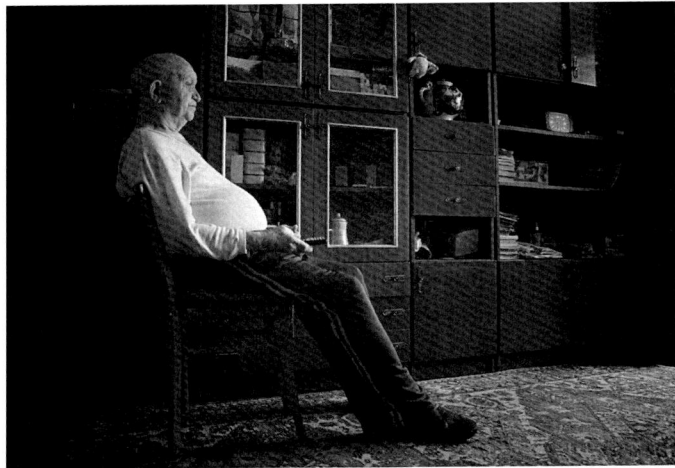

■ **Abb. 2.1**   Statusverlust

findet in dieser Zeit eine Zwischenbilanzierung des eigenen Lebens statt, und diese ist wichtig. Es ist wichtig, sich mit seinem Leben auseinanderzusetzen.

So beschreibt der Entwicklungspsychologe Erik Erikson, dass nach jedem Lebensabschnitt die entstehenden Entwicklungskrisen bewältigt werden müssen. Dies muss geschehen, um neuen Entwicklungsaufgaben entgegentreten zu können, um so im Leben weiterzukommen. Passiert dies nicht, besteht die Gefahr einer psychischen oder physischen Erkrankung.

Schauen wir auf die häufigste psychische Erkrankung im Alter, die Depression (Pseudo-Demenz). Man geht davon aus, dass ca. 20% der alten Menschen unter einer Depression leiden, die häufig nicht erkannt oder mit anderen Erkrankungen, wie z. B. der Demenz, verwechselt werden. Altersdepressionen sind schwer zu erkennen, da sie sich häufig hinter augenscheinlich normalen Alterserscheinungen „verstecken". Erhöhtes oder vermindertes Schlafbedürfnis, Appetitlosigkeit, Antriebsmangel, Ängste, sozialer Rückzug, Orientierungsdefizite oder gedrückte Stimmung sind typische Symptome.

Schaut man sich aktuellen Suizidzahlen an, fällt besonders die hohe, meist unbekannte Zahl auf, die sich auf Suizide in Deutschland bezieht: Alle 47–53 Minuten unternimmt ein Mensch in Deutschland einen Suizidversuch. Frauen unternehmen mehr Versuche, trotzdem sterben mehr Männer (1 : 3) durch einen Suizid (■ Abb. 2.2).

Männer erleiden meist einen höheren Statusverlust als die Frau. Ein Mann, der seine Arbeit verliert bzw. in Pension geht, verliert seinen Status als Familienernährer. Er ist nun Rentner, nicht mehr

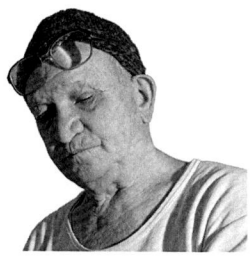

**⊡ Abb. 2.2**    Eine Altersdepression kann zum Suizid führen

Arbeitnehmer. Eine Frau bleibt weiterhin „Familienmanagerin"
oder die fürsorgliche Mutter und Ehefrau, auch wenn die Kinder
aus dem Haus sind.

⊡ Abb. 2.3 zeigt die Suizid-Sterbefälle im Jahr 2012.

Der Suizid wird auffällig und zunehmend eine Erscheinung des
höheren Lebensalters. Im Jahre 2013 betrug das durchschnittliche
Lebensalter eines durch Suizid verstorbenen Menschen 57,4 Jahre.
Im Vergleich dazu lag das durchschnittliche Suizid-Sterbealter im
Jahre 1998 noch bei 53,2 Jahren. Nach Geschlechtern betrachtet,
stieg es besonders bei Männern (⊡ Tab. 2.1).

Männer werden die oben beschriebenen Rollen auferlegt. Auch
heute merken wir die Gendertrennung noch deutlich – sei es beim

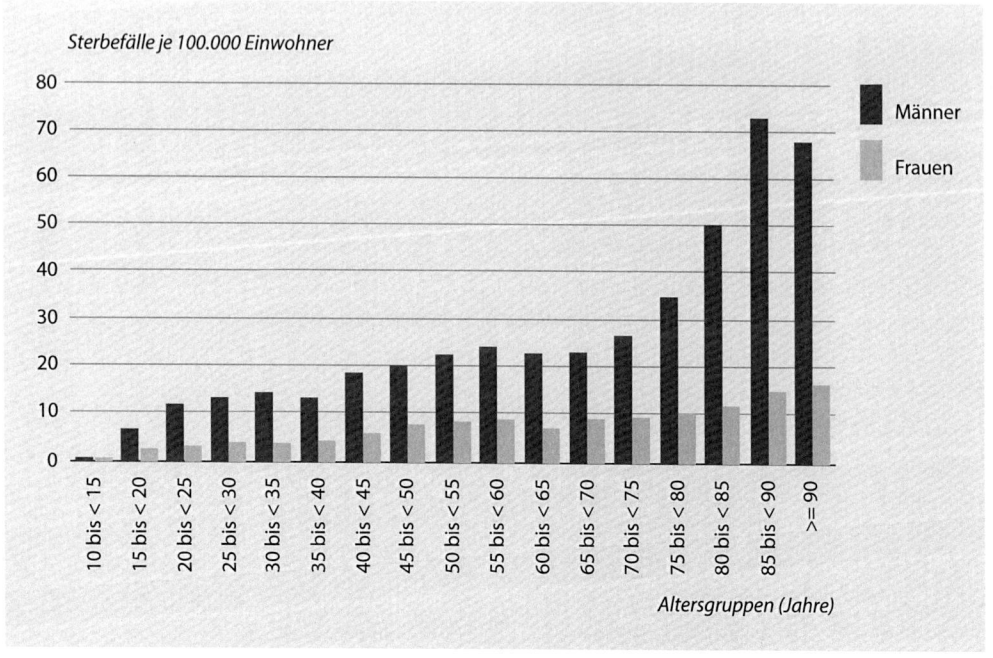

**⊡ Abb. 2.3**    Suizid-Sterbefälle nach Geschlecht je 100.000 Einwohner im Jahr 2012. (Quelle: Statistisches Bundesamt)

◼ **Tab. 2.1** Durchschnittliches Suizid-Sterbealter in den Jahren 1998 und 2012. (Quelle: agus-selbsthilfe.de)

| Jahr | Mann | Frau |
|------|------|------|
| 1998 | 51,6 | 57,6 |
| 2012 | 56,7 | 59,4 |

Einkaufen und Einteilen der Kleidung in Farben oder beim Zuweisen von „typischen" Eigenschaften zu den jeweiligen Geschlechtern. Es geht um die Masse, das Allgemeinbild. Ich weiß, dass manche Leser jetzt mit dem Kopf schütteln, aber so ist es nun mal.

Neben der Aufgabe, Oberhaupt der Familie bzw. Ernährer zu sein, gibt es noch weitere Ursachen für einen relativen Statusverlust, z. B. den Verlust weiterer sinnstiftender Tätigkeiten, Verlust des Partners, Schmerzen, Krankheiten. Man muss immer die gesamten Lebensumstände betrachten.

Männer sind häufiger suizidal. Zum einen wenden sie radikalere Mittel an (z. B. Erhängen, Erschießen) – zum anderen stehen sie oft, wenn die Partnerin verstirbt oder den Mann verlässt, vor einer umfassenden Krise (häufig sozial und emotional). Denn andere soziale Kontakte, zu Freunden und zur Familie, wurden meist durch die Frauen organisiert und gehalten.

Ein weiterer Grund für die erhöhte Suizidrate ist, dass Männer seltener zum Arzt gehen. Bei Männern wird seltener eine Depression diagnostiziert als bei Frauen. Sofern keine Depression diagnostiziert wird, haben sie auch keine Möglichkeit, Hilfe zu erhalten. Der eigene Antrieb ist häufig nicht mehr vorhanden.

Jedoch darf auch nicht außer Acht gelassen werden, dass die Suizidraten in Deutschland seit ca. 30 Jahren stabil sind. Dies hängt u.a. mit der wirtschaftlichen Stabilität (in Krisenzeiten werden mehr Suizide begangen) sowie mit der Sensibilisierung und der eigenen Achtsamkeit für psychische Krankheiten zusammen.

## 2.7 Risikogruppe: Männer, die zwangsweise frühpensioniert wurden

Zwangsweise frühpensioniert bzw. berentet zu werden kommt meistens überraschend. Diese Art der Pensionierung entscheidet der Arbeitgeber, nicht der Arbeitnehmer. Meistens trifft es aufgrund von Stellenabbau Männer und Frauen kurz vor dem gesetzlichen Rentenalter, z. B. durch Modernisierung oder eine Standortverlagerung.

Ab 60 ist es besonders schwierig, eine neue Stelle zu bekommen. Diese Gegebenheit kann nicht geplant werden und löst in vielen Menschen ein Ohnmachtsgefühl bzw. einen momentanen Schockzustand aus.

Es gibt unterschiedliche Modelle der Arbeitgeber. Nicht immer ist z. B. ein Sozialplan vorhanden. Besonders die letzten Jahre vor der Rente stehen im Vordergrund, wenn es um die finanziellen Angelegenheiten geht.

Einige Männer können sich schnell mit der neuen Situation arrangieren, sobald sie ihr Leben neu sortiert haben. Sie gehen z. B. ihrem Hobby nach oder engagieren sich ehrenamtlich. Jedoch gibt es auch Männer, die mit dem ungeplanten Einschnitt nicht zurechtkommen. Oft entsteht ein Gefühl des Überflüssig-Seins. Sie können ihrer alten Rolle nicht mehr gerecht werden, erfüllen die gesellschaftlichen Männlichkeitsideale nicht mehr. In diesem Alter gibt es – wie schon beschrieben – eine erhöhte Suizidrate. Das Gefühl des Scheiterns steht häufig im Vordergrund.

Es ist wichtig, sich frühzeitig über solche Einschnitte im Leben Gedanken zu machen und sich frühzeitig damit auseinanderzusetzen, was getan werden kann in so einem Fall. Sollte dieser Einschnitt nicht richtig verarbeitet werden können, kann dies zu einer Lebenskrise mit Spätfolgen führen, z. B. zu körperlichen und psychischen Krankheiten. Häufig finden wir hier Suchterkrankungen sowie Depressionen.

# Motivation

© Springer-Verlag GmbH Deutschland, ein Teil von Springer Nature 2019
K. Gisselmann, *Stundenkonzepte für Männer*,
https://doi.org/10.1007/978-3-662-57289-4_3

## 3.1    Männliche Motivationsmöglichkeiten

Was ist Motivation?

> Der Begriff „Motivation" meint die Gesamtheit der
> Beweggründe, die eine Entscheidung oder eine Handlung
> beeinflussen und/oder zu einer bestimmten Handlungsweise
> anregen.

Ich würde, wenn ich könnte, Ihnen nun wirklich gerne ein *„Geheim-
rezept"* verraten, wie man Menschen motiviert – aber das gibt es
natürlich nicht. Jedoch gibt es Kleinigkeiten, die möglicherweise
dazu beitragen können, Gruppenangebote für Männer attraktiver
zu gestalten.

- **Bedarf (Bedürfnisse) ermitteln**

Welcher Bedarf ist gerade vorhanden? Bedarf nach Gesellschaft oder
Bedarf nach Einsamkeit und Ruhe? Bedarf an einer TV-Sendung
oder Bedarf an einem Vier-Augen-Gespräch?

Oft lese ich (in diversen Foren): „Ich möchte gerne mit meinen
Bewohnern *„das und das"* machen. Ich möchte gerne etwas Neues.
Ich möchte gerne …". Und häufig frage ich mich dann: Was möchten
denn deine zu betreuenden Menschen?

- **Attraktive Preise**

Bei uns galt lange der Spruch „Etwas zum Waschen oder etwas
zum Naschen". Aber etwas richtig typisch Männliches war nicht
dabei. Im Laufe meiner praktischen Arbeit bewährten sich folgende
Preise:

Urkunden, Wanderpokal, Rosen (diese wurden dann weiterge-
geben an Mitbewohnerinnen oder Personal), kleine Zimmerpflan-
zen, Herrenschokolade, Bier (mit und ohne Alkohol, dem Einzelnen
angepasst), Stofftaschentücher oder auch eine Automobilzeitschrift
(die meisten sind in einem bekannten deutschen Automobilclub und
erhalten die Mitgliederzeitschrift).

- **Titel des Angebots**

Sitzgymnastik oder Sport? Volksliederkreis oder Chor? Erinne-
rungsrunde oder Zeitreise? Seien Sie kreativ! Es gibt keine Vorga-
ben, außer möglicherweise interne – für die Ausschreibung Ihrer

Angebote. Bei manchen, aber wenigen Namen/Titeln muss man auf den Markenschutz schauen.

- **Einfach mal um Hilfe bitten**

Angebotene Hilfe zulassen! Auch wenn es manchmal etwas länger dauert.

- **Honorar zollen gegenüber der Lebensleistung und Raum bieten zur Darstellung der vorhandenen Kompetenzen**

Hierzu ein Beispiel:

**Beispiel**

Herr W. war leidenschaftlicher Hobby-Gärtner. Jeder Mitarbeiter und Mitbewohner konnte von Herrn W. noch etwas lernen. Während der Gruppenangebote erzählte er von Blumen, Bäumen sowie Tipps und Tricks in der Gartenarbeit. Großen Wert legte er darauf, dass er sich alles selbst beigebracht und angelesen hatte. Er war in seinem Berufsleben „auf dem Bau", wie er immer sagte und benötigte den Garten zum Leben – „wie die Blumen das Wasser". Sein Wissen wirkte unbegrenzt, und er genoss es sichtlich, über seine Leidenschaft zu erzählen.

- **Interessen und Vorlieben/Abneigungen berücksichtigen**

Wichtig für Senioren ist z.B. Musik, und zwar ganz verschiedene Stile.

**Beispiel**

Laut Biografie mag Herr Z. gerne Musik. Er mag klassische Musik, keine Volksmusik oder Schlager. Und er lehnt das Angebot „Volksliederkreis" ab.

- **Gewohnte Gruppensituationen**

Feste Strukturen, gleich bleibendes Umfeld, gleiche Personen, Rituale, feste Sitzordnung – es gibt viele kleine Aspekte, die ausschlaggebend sein können.

## 3.2   Einbeziehung von Männern in bestehende Gruppenangebote

Auch hier sollen die folgenden Praxistipps als Orientierung und Beispiele dienen.

- **Kochen**

Vergeben Sie wichtige Aufgaben, z.B. Kontrollaufgaben (Abwiegen der Lebensmittel, Abschmecken, Kontrollieren des Einkaufszettels). Wichtig ist auch eine klare Aufgabenteilung, z.B.: Feste Lebensmittel schneiden Männer. Oder: Männer sind für das Fleisch zuständig.

- **Handarbeiten**

Knopfkiste: Mischen Sie ein paar Schrauben mit in die Knopfkiste. In einer Knopfkiste sammelt sich häufig im Alltag mehr als nur Knöpfe an – und seien es die Inhalte der Arbeitshosen des Mannes. Männer können die Schrauben dann z.B. aussortieren.

- **Wolle wickeln mit Männern?**

Lassen Sie Männer ein Seil oder Band aufwickeln (Juteseil, Absperrband o.Ä.).

- **Aufgabenverteilung**

Versuchen Sie feste Aufgaben in den Gruppen zu verteilen.

**Beispiel**

Herr T. kam jeden Montag mit zum Bingo. Nein, er spielte nicht mit. Das war ihm „zu kindisch". Er drehte die „Bingo Maschine" und freute sich sichtlich, wenn bestimmte Personen nicht gewannen.

## 3.3    Einbeziehung von Männern in den Alltag

Aus der Perspektive der praktischen Erfahrung heraus gibt es immer wieder Sätze, die in jeder Einrichtung formuliert wurden, z.B.: „Der wird immer unbeweglicher." Das mag häufig durchaus der Wahrheit entsprechen, doch auch das Personal trägt so seinen Teil mit dazu bei, indem es den zu Betreuenden manchmal selbst die banalsten Dinge abnimmt. Unterschiedlichste Gründe veranlassen uns dazu. Häufig ist es die fehlende Zeit sowie fest geplante Abläufe im Alltag oder die Sorge und Vorsicht, es könnte „etwas passieren". Grundsätzlich wollen wir helfen und behilflich sein, manchmal jedoch in unpassenden Situationen.

Es gibt viele kleine Tätigkeiten, die unsere Männer, je nach körperlicher und kognitiver Verfassung, noch gut selbstständig ausführen können. Hier nur einige Beispiele. Überlegen Sie, welche Tätigkeiten Sie von Ihren Aufgaben abgeben können.

- Zeitung verteilen

Die folgenden Praxisbeispiele illustrieren die Themenbereiche sehr deutlich.

## Beispiel

Herr L. lehnt Gruppenangebote vehement ab. Er strukturiert seinen Tag selbstständig. Jeden Vormittag ist er mit seinem Rollator zur Verwaltung gelaufen und hat seine Zeitungen und Zeitschriften sowie gelegentlich auch Briefe abgeholt.

In Teamsitzungen und Fallbesprechungen war Herr L. immer mal wieder Thema („Ihr müsst ihn beschäftigen"). Herr L. wollte aber nicht durch andere beschäftigt werden. Wir machten uns seine Ressource zunutze.

Herr L. war dann nämlich zuständig für die Hauspost. Er bekam drei gepackte Jutebeutel von der Verwaltung – die Jutebeutel waren den Wohnbereichen farblich zugeordnet, und Herr L. brachte diese zu den jeweiligen Wohnbereichen. Das Personal der Frühschicht brachte den leeren Beutel zurück in die Verwaltung. Herr L. bedankte sich im Anschluss über dieses Angebot mit den Worten „Endlich was Sinnvolles tun!".

- **Gegenseitig unterstützen und Patenschaften bilden**

## Beispiel

Herr T. und Frau K. verstanden sich prächtig. Herr T. war fortgeschritten in seiner Demenz, aber noch sehr mobil. Frau K. war kognitiv fit, aber saß im Rollstuhl (kurze Strecken konnte sie mit dem Rollstuhl alleine bewältigen). Frau K. holte Herrn T. ab und bat ihn, sie zu den jeweiligen Veranstaltungen zu schieben.

Dass Herr T. Frau K. ausschließlich Ursel nannte, störte sie nicht. Für ihn war sie gerne Ursel. Und Herr T. übernahm sehr gerne die Rolle des Gentlemans.

- **Abheften/Tackern/Lochen – allgemeine Büroarbeiten**

## Beispiel

Die soziale Betreuung benötigte neue Liederhefte. Ich erinnere mich noch an eine Menge ausgedruckter Zettel auf meinem Schreibtisch. Herr W. hatte früher im Büro gearbeitet, er war Beamter. Ich bat ihn um Hilfe beim Abheften der einzelnen Blätter. „Kein Problem! Aber ich mach das nur, wenn ich Zeit dafür habe. Wenn

Sie mir einen gescheiten Locher bringen, kann ich Ihnen die Blätter auch noch lochen." Gesagt, getan. Ja, Herr W. hat länger gebraucht, dafür war es umso ordentlicher.

Weitere Alltagstätigkeiten, zu denen die Betreuer Männer zur Mithilfe bewegen könnten, sind:
- Essenswagen holen,
- Wasser verteilen,
- den Hausmeister unterstützen,
- Schraubenkisten sortieren,
- Werkzeug reinigen,
- Tiere versorgen,
- Pflanzen pflegen,
- Unterstützung bei Angeboten.

Tätigkeiten, die noch konkreter mit der Betreuungssituation zusammenhängen, sind:
- Vorlesen,
- das Bingo Rad drehen,
- verschiedene Kontrollaufgaben,
- Materialien tragen (auch möglich bei Senioren, die im Rollstuhl sitzen und geschoben werden müssen),
- Gruppenräume vor- und nachbereiten (z.B. Liederhefte verteilen/Gläser auf den Tisch stellen),
- die Glocke im Gottesdienst läuten,
- Lieder anstimmen.

**Beispiel**
Nach jedem Männerstammtisch ging Herr H. mit der in der Gruppe geschriebenen Bestellliste in die Küche und gab die Bestellung für das nächste Treffen ab.

Die meisten Menschen streben nach einem Gleichgewicht von Geben und Nehmen. Im Alter und bei auftretender Hilfebedürftigkeit entsteht häufig ein Ungleichgewicht. Es wird augenscheinlich mehr genommen, und das, was vielleicht noch gegeben werden kann, wird leider häufig ab- oder erst gar nicht wahrgenommen.

# Gestaltung von „männlichen" Angeboten

© Springer-Verlag GmbH Deutschland, ein Teil von Springer Nature 2019
K. Gisselmann, *Stundenkonzepte für Männer*,
https://doi.org/10.1007/978-3-662-57289-4_4

## 4.1    Gruppen- oder Einzelangebot – die richtige Wahl treffen

Nicht jeder Mensch ist gerne in Gruppen. Nicht jeder Mensch genießt Gesellschaft. Es gibt die sogenannten Eigenbrötler. Das müssen wir akzeptieren. Viele zu Betreuende beschäftigen sich selbstbestimmt und selbstständig für sich, auch sinnvoll. Auch wenn wir manchmal den Sinn dahinter nicht sehen oder verstehen können. Die Schubladen und Schränke im Zimmer sortieren und umräumen, den ganzen Tag TV schauen, aus dem Fenster sehen oder die einzelnen Stäbe des Stäbchenparketts während des Laufens auf dem Boden zählen – es gibt die unterschiedlichsten Gründe für eine Nicht-Teilnahme an Gruppenangeboten.

So beispielsweise auch Scham oder Angst davor, sich zu blamieren. In Gruppen sehen die anderen Teilnehmer ja eventuell die vorhandenen Defizite. Und wenn es vielleicht nicht die eigenen körperlichen und kognitiven Defizite sind, dann kann es das äußere Erscheinungsbild sein. Hierzu ein Praxisbeispiel:

**Beispiel**

Herr W. lebt seit zwei Wochen in unserer Einrichtung. Er ist offen, freundlich und kommunikativ – unter der Voraussetzung, dass man ihn in seinem Appartement besucht. Er lehnt die Teilnahme an Gruppenangeboten vehement ab. Auch die Mahlzeiten möchte er nicht im Gemeinschaftsraum einnehmen. Warum?

Herr W. hatte früher im Ort ein eigenes Geschäft. Er war Herrenausstatter. Er hat immer sehr großen Wert auf seine äußere Erscheinung gelegt. Hemd, Hosenträger, Fliege oder Krawatte und eine Stoffhose sowie farblich passende Herrenschuhe. Herr W. fühlt sich unwohl in der praktikablen Kleidung, die er bei uns tragen *„muss"*. Während der Aufnahmegespräche wurde seinen Kindern gesagt, die Kleidung solle praktikabel sein – gerne mit Gummizug. Praktisch seien auch Schuhe mit einem Klettverschluss. Krawatte und Fliege brauche er nicht. Er solle sich ja wie zu Hause fühlen. Verlässt Herr W. jedoch sein Zimmer oder verlässt er seine Wohnung, fühlt er sich unwohl – denn er wäre früher nie in Jogginghose und ohne Krawatte bzw. Fliege und Hemd aus dem Haus gegangen.

Auch Medikamente und ihre Nebenwirkungen dürfen nicht außer Acht gelassen werden . Hierzu möchte ich den Leserinnen und Lesern gerne die Priscus-Liste ans Herz legen. Die Priscus-Liste umfasst 83 Wirkstoffe in Medikamenten, die im Alter nicht adäquat sind. Sie wurde von der Uni Witten/Herdecke herausgegeben (vgl. priscus.net).

Neben der Aneignung dieser Liste ist es empfehlenswert, sich einfach mal einen Beipackzettel von einem Antidepressivum vorzunehmen. Nicht nur unsere zu betreuenden Menschen mit einer Depression erhalten Antidepressiva. Diese werden auch bei Menschen mit einer Demenz eingesetzt, und zwar als Stimmungsaufheller. Häufige Nebenwirkungen sind z. B. Schlaflosigkeit, Müdigkeit, Schwindel, Blutdruckschwankungen, Übelkeit, Kopf-, Muskel- und Gelenkschmerzen, Verstopfung, Durchfälle. Auch die Einnahme von Medikamenten und ihre gegebenenfalls auftretenden Nebenwirkungen können Einfluss auf die Möglichkeit der Betreuung haben.

Vielleicht entspricht das Angebot auch derzeit einfach nicht den Interessen Einzelner. Interessen können sich natürlich ändern. Neue Interessen können im Alter dazukommen, Altbekanntes kann an Bedeutung verlieren. Im Vordergrund steht immer, was der zu Betreuende wünscht und möchte. Es geht um den Bedarf des Seniors. Nicht um unseren.

Ich bin in diversen Foren im Internet unterwegs und lese immer wieder: „Ich möchte gerne mit meinen Bewohnern …" Dann frage mich häufig: Was möchten denn die zu Betreuenden?

Manchmal fehlt auch einfach die Lust. Auch wir haben nicht immer Lust. Manchmal liegt es auch am Personal. Nicht jeder ist jedem sympathisch. Manchmal ist es auch die Sorge, ohne Geld und ohne Schlüssel die Wohnung (in stationären Einrichtungen ist das Zimmer/Appartement die Wohnung) zu verlassen. (Die wenigsten Menschen mit einer Demenz haben einen Schlüssel für ihr Zimmer, geschweige denn, eine Geldbörse mit ein paar Münzen.)

Manchmal sind es auch die eigenen Aufgaben, die der Mensch noch erledigen muss – auch wenn für uns diese Aufgaben in jenem Moment nicht sichtbar sind bzw. klar erscheinen.

## 4.2 Allgemeine Rahmenbedingungen

Auch hier gibt es augenscheinlich Kleinigkeiten, die jedoch von großer Bedeutung und zu beachten sind. Bevor wir ein Gruppenangebot gestalten, gilt es, sich Gedanken darüber zu machen, wo diese stattfinden. Gerade in stationären und teilstationären Einrichtungen sind die Räumlichkeiten häufig zu klein.

So dienen leider oft Durchgangsräumlichkeiten oder Speiseräume als Raum für Gruppenangebote. Gerade in Durchgangsräumen ist es schwierig, eine ruhige Atmosphäre zu schaffen. Wir können hier nur unsere Kollegen dafür sensibilisieren, wie wichtig es ist, das Gruppengeschehen nicht zu stören. Gerade bei Menschen mit Demenz ist die Aufmerksamkeitsspanne eingeschränkt, und die Konzentration lässt schnell nach.

Neben einer ruhigen Atmosphäre ist es wichtig, die Gruppen je nach Angebot homogen zu gestalten und auf eine angemessene Gruppengröße zu achten. Kein Mensch hat etwas davon, wenn er über- oder unterfordert ist. Und kein Mensch hat etwas davon, wenn er sich übersehen fühlt. Natürlich muss zudem auf ausreichend Licht und Belüftung geachtet werden. Die Gruppenleitung sollte von allen Teilnehmern gleich wahrgenommen werden können. In manchen Situationen ist es wichtig, dass die Gruppenleitung selbst aktiv wird und die Gruppenteilnehmer direkt und persönlich anspricht, gegebenenfalls auch über Körperkontakt.

Das Milieu muss vertraut sein. Eine vertraute Umgebung bedeutet Sicherheit. Sicherheit ist eines unserer existenziellen Bedürfnisse, wie auch physiologische Bedürfnisse (Grundbedürfnisse), etwa die Befriedigung von Hunger, Durst, Schlafverlangen, sexueller Lust.

Die Maslow'sche Bedürfnispyramide (Modell von 1943) beschreibt Motivationen nach Art und Inhalt der menschlichen Bedürfnisse. Abraham Maslow (1908–1970) hat durch Untersuchungen und Versuche herausgefunden, dass unsere Bedürfnisse unterschiedliche Bedeutungen und Wichtigkeiten für uns haben, und dann eine entsprechende Rangfolge erstellt (◘ Abb. 4.1). Zudem meinte er, dass ein Mensch sich erst um eine weitere Stufe in der Bedürfnispyramide kümmern bzw. sie erreichen muss, wenn die vorherige erklommen ist und die dazugehörigen Bedürfnisse befriedigt sind. Solange ein Bedürfnis unbefriedigt bleibt, beeinflusst und aktiviert es unser Handeln.

Die ersten vier Stufen werden zu den Defizitbedürfnissen gezählt. Die letzte Stufe gehört zum Wachstumsbedürfnis. Die Nichterfüllung der Defizitbedürfnisse kann physische und psychische Krankheiten hervorrufen. Wachstumsbedürfnisse können im Hinblick auf die Defizitbedürfnisse nie vollständig befriedigt werden. Menschen mit Demenz sind häufig nicht mehr in der Lage, ihre Bedürfnisse selbst zu befriedigen. Hier sind die Mitmenschen gefragt: Pflege, Betreuung, Angehörige usw.

Neben der Bedürfnispyramide sollte die Identität nicht außer Acht gelacht werden. Biografieorientierte Angebote können die Identität sowie das Selbstwertgefühl fördern. Doch was ist die Identität eines Menschen?

### ▪ Die fünf Säulen der Identität (nach Hilarion G. Petzold)

Unter Identität wird die Einzigartigkeit eines jeden Menschen verstanden (◘ Tab. 4.1). Hierbei ist es wichtig, darauf zu achten, dass diese sich ein ganzes Leben lang verändert bzw. entwickelt.

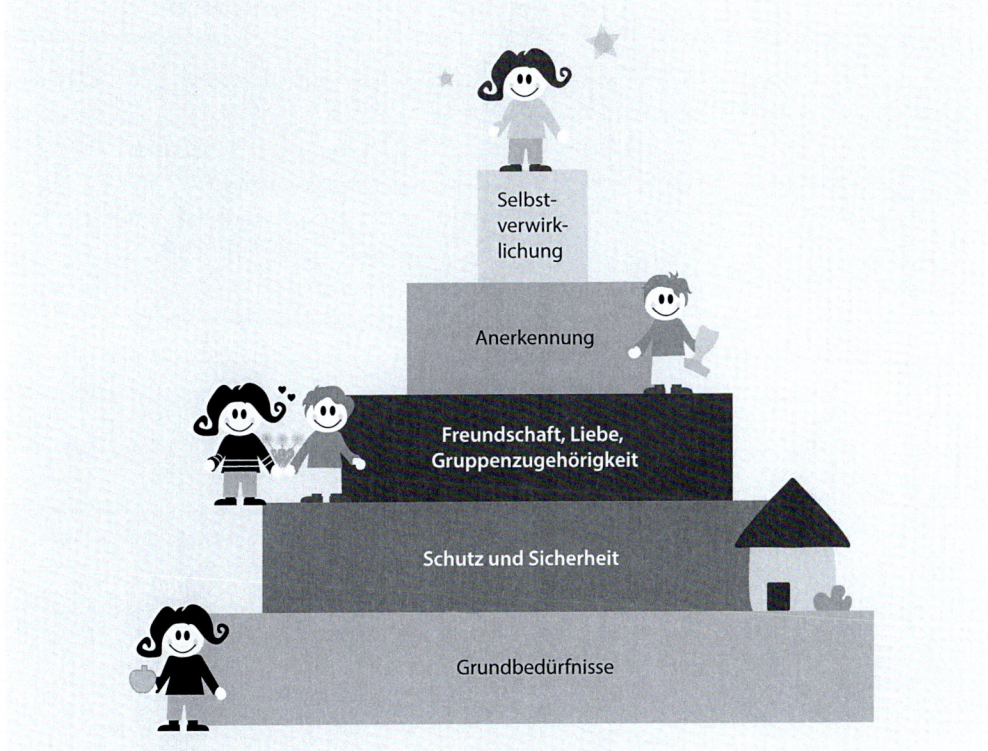

**◨ Abb. 4.1**  Die Maslow'sche Bedürfnispyramide

Diese fünf Säulen tragen, bauen und stützen die Identität eines Menschen. Bricht eine dieser Säulen weg oder verändert sich stark, kann es zur Identitätskrise kommen.

**◨ Tab. 4.1**  Die fünf Säulen der Identität. (Mod. nach Petzold 2012)

| 1. Arbeit/Leistung | 2. Materielle Sicherheit | 3. Soziales Netzwerk | 4. Leib/Leiblichkeit | 5. Werte/Sinne |
|---|---|---|---|---|
| Tätigkeiten, mein „Tätigsein", mit dem ich mich identifiziere und mit dem ich identifiziert werde<br><br>→ Erfolgserlebnisse, Produktivität, Arbeitszufriedenheit | Sicheres Einkommen, Geld, Nahrung, Kleidung, Weiterbildungsmöglichkeiten<br><br>Besitztümer: Haus, Wohnung | Arbeitsplatz<br><br>Beziehungen, Ehe, Freizeitgestaltung, Verein, soziale Beziehungen, Freunde, Familie | Körper und Gesundheit<br><br>Beweglichkeit, Wohlbefinden, Sexualität, Belastungsfähigkeit, Psyche, Gefühle, Kondition, Aussehen, Lüste, Sehnsüchte, Träume, Ausstrahlung<br><br>Alles, was zu meinem Körper gehört, was „in mir drin ist" | Moral, Ethik, Glaube, Hoffnung, Liebe, Religion, Traditionen, Sinnfragen<br><br>Werte und Normen |

### 4.3    „Männliche" Rahmenbedingungen

Was sind „männliche" Rahmenbedingungen? Gibt es so etwas überhaupt?

Die praktische Erfahrung legt nahe, dass Struktur ein wichtiger Bestandteil der „männlichen" Rahmenbedingungen ist. Männer sind häufig in Gruppen zu finden, mit einer festen Struktur sowie festen Aufgaben und Rollenverteilungen – sei es im Verein (Feuerwehr, Kleingarten, Fußball o. Ä.), unter Arbeitskollegen oder z. B. im Chor. Es gibt feste Regeln und Aufgaben. Alle Gruppen sind „sinnig" und haben in der Regel ein gemeinsames Ziel. Und Struktur gibt, wie bereits erwähnt, Sicherheit.

### Literatur

1.  Petzold HG (2012) Transversale Identität und Identitätsarbeit. In: Petzold HG (Hrsg) Identität. Ein Kernthema moderner Psychotherapie – interdisziplinäre Perspektiven. Springer VS Verlag, Wiesbaden, S 407–603

# Hilfreiche Tipps zur Umsetzung

© Springer-Verlag GmbH Deutschland, ein Teil von Springer Nature 2019
K. Gisselmann, *Stundenkonzepte für Männer*,
https://doi.org/10.1007/978-3-662-57289-4_5

## 5.1    Aller Anfang ist schwer

In diesem Kapitel gebe ich Ihnen Tipps, wie man eine geschlechtsspezifische Runde ins Leben rufen kann.

■ **Postalische Einladung**

Die Einladung zum Gruppenangebot sollte man mit einem offiziellen Brief gestalten. Eine offizielle Einladung ist etwas Besonderes und hat eine besondere Wirkung.

**Beispiel**
Sehr geehrter Herr …,
   hier mit möchten wir Sie recht herzlich zu unserem Männerstammtisch am … einladen. Wir treffen uns um 10:00 Uhr im Gemeinschaftsraum. Wir freuen uns, mit Ihnen einen gemütlichen Vormittag zu verbringen. Es wird Snacks und kühle Getränke geben. Gerne holen wir Sie auch persönlich ab und begleiten Sie zum Stammtisch.
   Wir freuen uns auf Sie!
   Ihr/e …

Das Angebot sollte als „reine" Männerveranstaltung beworben werden. Und natürlich muss man passende Snacks und kühle Getränke organisieren. Zusätzlich sollten Sie, wenn möglich, für den Tisch einen Wimpel oder einen Aufsteller mit dem Aufdruck „(Männer-)Stammtisch" organisieren. Vielleicht hat auch noch jemand einen Stammtisch-Aschenbecher.

Immer sollte man nach dem Bedarf der zu Betreuenden fragen. Wenn Ihre Bewohner/Gäste/Klienten kein Interesse an einem Stammtisch haben oder die Gruppenteilnehmer zu unterschiedlich sind, aufgrund ihrer kognitiven und körperlichen Fähigkeiten, so sollten Sie keinen Stammtisch ins Leben rufen.

Bekannte Kartenspiele wie Skat, Rommé und Doppelkopf sind sehr anspruchsvoll. Häufig ist es schwierig, eine Gruppe für eines dieser Spiele zusammenzustellen. Brechen Sie die Spiele runter. Gerade Spiele mit Karten kann man wunderbar anpassen. Lassen Sie z. B. die Karten nach Farben sortieren, aufsteigend oder absteigend. Als Hilfsmittel können Sie statt eines Kartenhalters auch einen Zollstock nutzen.

Die Männer sollten mit in die Planung des Angebotes einbezogen werden. Was soll es zu trinken und zu essen geben? Soll ein Thema vorbereitet werden?

Man kann auch schon die Planung des nächsten Angebotes verschriftlichen. Dinge, die verschriftlicht werden, haben in der Regel eine größere Bedeutung und Verbindlichkeit.

## 5.2 Rituale, gewohnte Gruppen(situationen), Kommunikation, Zeit

### 5.2.1 Rituale

Was sind Rituale eigentlich genau?

> Der Begriff „Rituale" meint zum einen die Gesamtheit festgelegter Bräuche, zum anderen wiederholbare und wiederholte Handlungen, die nach eingeschliffenen oder vorgeschriebenen Regeln ablaufen. Er stammt vom lateinischen *ritualis* („den religiösen Brauch betreffend") und ist seit dem 18. Jahrhundert belegt.

Warum sind Rituale so wichtig?

Rituale werden, wie gesehen, auch als wiederholte Handlungen beschrieben. Wiederholungen rufen Erinnerungen hervor. Wiederholungen geben Struktur. Wiederholungen geben Sicherheit.

Es gibt kleine und große Rituale. Persönliche, unpersönliche, bewusste und unbewusste Rituale.

Rituale können sein:

- die morgendliche, wiederkehrende Begrüßung,
- der wöchentliche Frisörbesuch,
- der monatliche Samstagsbesuch der Enkelkinder,
- das Miteinschenken des Kaffees an der Kaffeetafel für den Mitbewohner, Gast usw.

Viele kleine Rituale ziehen sich durch unser Leben. Jeder von uns hat Rituale. Jeder Mensch hat persönliche Rituale. Sei es morgens beim Aufstehen oder beim Zu-Bett-Gehen. Sei es in der Begrüßung mit Mitmenschen oder bei der Einnahme von Mahlzeiten.

Auch Betreuer werden Rituale mit ihren zu betreuenden Menschen haben, etwa bei der Durchführung von Gruppenangeboten. Manche singen z. B. ein gemeinsames Lied, andere lesen zu Beginn aus dem Kalenderblatt oder ein Gedicht vor und zum Abschied einen Witz. Oft ist schon die individuelle, persönliche Begrüßung ritualisiert.

Persönliche Begrüßungen mit Augenkontakt und gegebenenfalls einem Handschlag oder anderem Körperkontakt ist mehr als nur ein Zeichen von Anstand. Die Wahrnehmungen des Gegenübers und des eigenes Körpers stehen ebenfalls im Fokus. Begrüßen wir jemanden persönlich mit Handschlag, nehmen wir unser Gegenüber bewusst wahr. Dies spürt der andere.

Neben der Wahrnehmung auf psychischer Ebene spielt die körperliche Wahrnehmung eine weitere große Rolle. Ein „fester" Händedruck/Handschlag lässt das Gegenüber seinen eigenen Körper spüren. Oft haben wir im Alter Enschränkungen in der Wahrnehmung. Neben den offensichtlichen Einschränkungen im auditiven und visuellen Bereich (Hören und Sehen) sowie im olfaktorischen und gustatorischen Bereich (Geschmacks- und Riechsinn) kommen auch haptische, taktile Wahrnehmungsstörungen vor (aktive Wahrnehmung durch Tasten, „Be-greifen"/Erkunden sowie der Tastsinn-Wahrnehmung von Berührungen).

### 5.2.2 Gewohnte Gruppen(situationen) – was zählt dazu?

Zu den gewohnten Gruppensituationen zählen unterschiedliche Faktoren. Das fängt an bei der Raumauswahl, der durchführenden Betreuungskraft und den Mitteilnehmern und verläuft bis hin zu den Sitzplätzen. Sie kennen selbst die Situationen am Tisch, wenn sich aus Versehen jemand auf den „falschen" Platz setzt.

Auch feste Rituale zählen mit zu gewohnten Gruppensituationen: Uhrzeit und Ort des Angebotes sowie Gruppengröße und Gruppenteilnehmer. So wie „früher", beim Stammtisch oder im Verein. Auch dort gab es eine feste Uhrzeit, eine feste Teilnehmergruppe und einen festen Ort sowie feste Abläufe. In Vereinssitzungen wurde das Protokoll „abgearbeitet", in der Kneipe wurde z. B. Skat gespielt. Diese gewohnten Gruppensituationen geben Sicherheit. Es wird im Vorfeld gewusst, worauf man sich einlässt, worauf man sich freuen kann.

### 5.2.3 Kommunikation

Gibt es Unterschiede in der Kommunikation von Männern und Frauen? Ein klares Ja. Schon im Kindesalter fängt es an, wenn sich Jungs beweisen und profilieren wollen. Es beginnt schon häufig mit Machtspielen und kleineren Wettkämpfen. Spiele, bei denen man nicht gewinnen kann, finden Jungen häufig langweilig. In vielen „Jungenspielen" geht es um das Gewinnen, alleine oder in einer Mannschaft. Dies zieht sich bis hin ins Erwachsenenalter. Schwäche zu zeigen soll ebenso vermieden werden wie der Verlierer zu sein.

**Männliche Kommunikation**

Männliche Kommunikation ist häufig geprägt von folgenden Merkmalen:

- Sich beweisen wollen
- Mitspracherecht haben und Entscheidungen treffen sowie Einfluss auf bestimmte Dinge und Sachverhalte nehmen zu können
- Im Gegensatz zu Frauen, die häufig auf der Beziehungs- ebene kommunizieren, kommunizieren Männer auf der Sach- und Inhaltsebene; in der männlichen Kommunikation geht es vorrangig um Informationsaustausch
- Männer reden eher ungern über Gefühle, gestehen sich weniger Schwächen und Emotionen ein; diese sind keine primären Informationen und häufig nicht von Wichtigkeit

Aussagen wie „Jungen weinen nicht" oder „Flink wie Windhunde, zäh wie Leder, hart wie Kruppstahl" (ein Hitler-Zitat) haben sich häufig in der Generation der rund um den Zweiten Weltkrieg Gebo- renen manifestiert. Auch die Nachkriegsgeneration kennt diese Aus- sagen. Ein bekannter Ausspruch von Adolf Hitler zu der Zeit war u.a.: „Das Schwache muss weggehämmert werden." Männer aus dieser Generation haben besonders große Probleme, über Gefühle zu sprechen, dies zeigt sich auch in der Auswirkung auf ihre Kinder. Häufig gibt es in der folgenden Generation Konflikte, insbesondere zwischen Söhnen und Vätern.

Wenn Männer ein Problem haben, gehen Sie dieses meist auf der Inhaltsebene an. Häufig stellen Probleme eine Herausforderung dar und bedürfen einer Lösung. Wird eine Lösung gefunden, festigt dies den Status des Mannes. Männer sehen sich häufig als Individuum in einer sozialen Hierarchie an, in der sie entweder über- oder unter- legen sind. Das ganze Leben erscheint manchmal als Wettkampf, in dem es darum geht, die Unabhängigkeit zu bewahren.

Wenn Frauen ein Problem haben, erhoffen sie sich Anteilnahme. Sie möchten gesehen werden und versuchen, Bindungen herzustel- len. Frauen agieren in Problemsituationen auf der Beziehungsebene. Sie nehmen Probleme u.a. als Möglichkeit, um Bindungen aufzu- bauen und sich auszutauschen.

Manche Wissenschaftler sprechen sogar von interkultureller Kommunikation zwischen Mann und Frau.

### 5.2.4  Tipps in der Kommunikation mit Menschen mit Demenz

Mimik und Gestik müssen mit dem gesprochenen Wort übereinstimmen. Seien Sie authentisch!

Vermeiden Sie Diskussionen.

Vermeiden Sie Schachtelsätze und offene Fragen. Stellen Sie Antwortmöglichkeiten zur Verfügung, z. B.: „Möchten Sie spazieren?" – Pause – „Möchten Sie Zeit für sich haben?" anstatt „Was möchten Sie heute machen?". Fragen, auf die nur mit Ja oder Nein geantwortet werden können, erleichtern häufig die Kommunikation – anders als offene Fragen.

Kommunikation immer auf Augenhöhe stattfinden lassen, gegebenenfalls mit Körperkontakt. Berührungen können Nähe und Sicherheit vermitteln.

Erst anfangen zu reden, wenn der Mensch mit Demenz mit Ihnen Blickkontakt aufgenommen hat.

Nähern Sie sich dem demenziell veränderten Menschen, wenn möglich, von vorne.

Sprechen Sie langsam und geben Sie Ihrem Gegenüber die Möglichkeit zu antworten.

Wenn Sie Fragen wiederholen, benutzen Sie dieselbe Frage. Andere Fragestellungen können den Menschen mit Demenz verwirren.

Keine reine Wissensabfrage, damit können Sie ihren Gegenüber schwer frustrieren.

Das gesagte Wort tritt häufig in den Hintergrund. Menschen mit einer Demenz können nonverbale und paraverbale Kommunikation meist noch länger verstehen und darauf reagieren. Nutzen Sie Ihren Körper in der Kommunikation und setzen Sie Pantomime ein.

Sprechen Sie ihr Gegenüber mit Namen an. Dies kann zur Identitätsstärkung führen. Nutzen Sie auch Spitznamen oder den Beruf („Herr Bäckermeister Wassermann" oder „Herr Doktor Müller").

Kommentieren Sie Ihr Handeln („Ich räume dann jetzt den Tisch ab …" oder „Ich löse die Bremsen Ihres Rollstuhls"). Kommentiert man sein Handeln nicht, kann es passieren, dass ihr Gegenüber sich einer Bedrohungssituation ausgesetzt fühlt und dementsprechend reagiert.

Bei einer beginnenden Demenz ist es ratsam, wichtige Dinge am Vormittag zu besprechen. Menschen mit einer Demenz sind meist am Vormittag leistungsfähiger.

Auch in lauten Situationen sollte versucht werden, in einer angenehmen Stimmlautstärke zu kommunizieren. Ansonsten sollte man das Gegenüber aus der Situation herausnehmen. Ist das Umfeld schon unruhig, kann ein lautstarkes Gegenüber den Menschen mit Demenz weiter verunsichern und überfordern.

Negative Wörter wie Nie, Niemand, Keiner sollten vermieden werden. Wenn man sagt: „Keiner möchte Ihnen etwas wegnehmen", kann es passieren, dass nur das Wort „wegnehmen" gehört wird.

Verbote vermeiden. Menschen mit einer Demenz stoßen häufig schon auf Grenzen in ihrer Umgebung und auf Ablehnung in ihrem Umfeld.

Weder hinter oder neben einem Menschen mit Demenz über ihn reden. Auch „Handzeichen" oder Pantomime sind tabu, solange man sich nicht im Blickfeld des Gegenübers befindet. Wir wissen nicht, wie viel ein Mensch mit Demenz in der Situation versteht.

Sensibilisieren Sie sich für Mimik und Gestik Ihres Gegenübers. Auch ohne Worte kann ein Mensch mit Ihnen kommunizieren. Achten Sie auf die Atmung, Körperspannung, die Augen und Lippen, auf die Körperhaltung.

Beobachten Sie Verhaltensweisen. So kann z. B. eine schnelle Atmung Unruhe oder Angst bedeuten. Ein Nesteln an der Bettdecke kann Langeweile oder Anspannung bedeuten. Zusammengepresste Lippen können „Ich möchte nicht" bedeuten.

**Beispiel**

Kurz nach meiner Ausbildung, ohne Berufserfahrung und voller Motivation, war es endlich so weit. Meine erste Einzelbetreuung bei Herrn Z. Er war immobil, antwortete gelegentlich mit „Ja" und „Nein". Ich besuchte Herrn Z. auf seinem Zimmer. Ich klopfte an und wartete einen Moment. Meine Materialien hatte ich in einem Korb dabei. Ich öffnete die Tür, ging langsam zu Herrn Z. ins Zimmer und stellte mich vor: „Hallo Herr Z., mein Name ist Katharina, und ich freue mich darauf, Sie heute kennenzulernen. Ich komme vom sozialen Dienst." Herr Z. schaute mich an, verdrehte die Augen und schloss sie im Anschluss. Eine deutlicheres „Nein" hätte er mich nicht geben können.

## 5.3 Selbstbestimmung und Bedarf

Wer nicht will, der muss nicht. Jeder Mensch hat Anspruch auf Betreuung, aber er muss sie nicht annehmen. Wie schon erwähnt: Wir machen Angebote. Jeder Mensch hat ein Recht auf Selbstbestimmung.

» **Qualitätsbereich 2: Umgang mit demenzkranken Bewohnern Wird bei Bewohnern mit Demenz die Selbstbestimmung bei der Pflege und Betreuung berücksichtigt?** Auch Bewohner mit Demenz haben ein Recht, bei der Ausgestaltung der Pflege und Betreuung aktiv mit zu entscheiden, auch wenn sie dies nur durch ihr Verhalten zum Ausdruck bringen können. Dies bedeutet auch, dass Bewohner im Rahmen ihres Selbstbestimmungsrechtes Maßnahmen ablehnen können, selbst wenn diese fachlich geboten sind. (Qualitätsprüfungs-Richtlinien, Transparenzvereinbarung Grundlagen der Qualitätsprüfungen nach den §§ 114ff SGB XI Teil 2 – Stationäre Pflege)

### 5.3.1 Stundenkonzepte

- **Anleitung**

Neben dem in ◘ Tab. 5.1 aufgeführten Grundschema finden Sie auf den folgenden Seiten viele Übungen und Ideen rund um die Aktivierung und Betreuung männlicher Senioren mit und ohne Demenz.

**◘ Tab. 5.1** Grundschema des Ablaufplans (Stundenbilder)

| Inhalt, Ablauf, Hilfsmittel | Umsetzung |
| --- | --- |
| Einstieg<br>Ritualisiert<br>Lieder, Geschichte/Gedicht, einfache Bewegungsübung, Gesprächsimpulse, z. B. durch Sprichwörter, Formeln, „Stammtisch"-Parolen, aktuelle Gegebenheiten, Gegenstände, Hilfsmittel | Passend zum Thema und zur Gruppe auswählen. Individuell und flexibel agieren. |
| Erinnerungen wecken | Themenbezogene Auswahl treffen. Wie präsentiere ich meine Erinnerungshilfen? |
| Einbeziehung der Biografie<br>Biografische Fragen stellen | Welche Fragen können gestellt werden? Individuell, situationsgerecht und passend auswählen. (Auswahl aus Fragevorschlägen, Frageform beachten!) |
| Ressourcenförderung/-erhaltung<br>Wortschatz, Wissen, Kommunikation, Bewegung etc. | Spielerisch – ohne Leistungsdruck, jedoch zur jederzeit wertschätzend<br>Wenn möglich, alle Sinne mit einbeziehen<br>Raum zur Darstellung von Kompetenzen geben<br>Individuell auf die vorhandenen Fähig- und Fertigkeiten eingehen |
| Gefühle, Werte – Einbeziehung der persönlichen Erfahrungen<br>Wie fühlen sich die Teilnehmer mit dem aktuell Erlebten? Welche Verknüpfung wird zu Erlebtem aus der Vergangenheit hergestellt? | Unterstützende und stärkende Lebensbilanzierung und Lebenswerte ermöglichen<br>Wichtig: Welche Fragen können gestellt werden? Individuell, situationsgerecht und passend auswählen. (Auswahl aus Fragevorschlägen, Frageform beachten!) |
| Abschluss<br>Ritualisiert<br>Lied, Gedicht, Sprichwort<br>Persönliche Verabschiedung und Wertschätzung der Teilnehmer, Bedanken | Das Ende einer Stunde „sichtbar" machen. Ritualisierte Aktivitäten (Buch zuschlagen, Sprichwort, Abschlusslied singen o.Ä.). |

Neben der Darstellung der ausgearbeiteten Übungen soll das Buch Ihnen dabei helfen, selbst Übungen zu konzipieren, und Ihnen Ideen geben für die praktische Umsetzung. Neben Anagrammen finden Sie Zuordnungsspiele, unterschiedliche Quizformen und Rätsel, Redewendungen und Sprichwörter, Gedichte, Lieder, „Gefüllte Kalbsbrust", Zeitleisten, ABC-Sammlungen, Übungen zur Wortfindung und vieles mehr.

Viel Spaß!

# Stundenkonzepte

# Die Gruppenstunden

© Springer-Verlag GmbH Deutschland, ein Teil von Springer Nature 2019
K. Gisselmann, *Stundenkonzepte für Männer*,
https://doi.org/10.1007/978-3-662-57289-4_6

## 6.1    Gruppenstunde: Berufsleben

Was in der Beschäftigung für Frauen das Themengebiet „Haushalt"
ist, ist für Männer der Beruf. Fast all unsere zu betreuenden Männer
waren berufstätig, hatten die Rolle des Ernährers inne. Berufe sind
ein weit gefächertes Themenfeld. In dieser Ausarbeitung geht es allgemein um das Berufsleben (◘ Abb. 6.1).

> **Materialvorschläge**
> - Lohntüte
> - Unterschiedliche Werkzeuge (Hammer, Schraubenzieher)
> - Büromaterialien (Locher, Tacker, Taschenrechner, Stifte,
>   Papiere, Briefumschläge, verschiedene Stempel)
> - Maleruntensilien
> - Quittungsblock
> - Krawatte
> - Kochlöffel
> - Grubenhemd
> - Mundschutz
> - Kittel

Das Thema „Berufe" ist umfassend. Sie haben eine riesige Auswahl
an Materialmöglichkeiten. Als Aufbewahrungsmittel können Sie
statt klassischer Kisten auch eine Aktentasche oder einen Werkzeugkoffer nehmen.

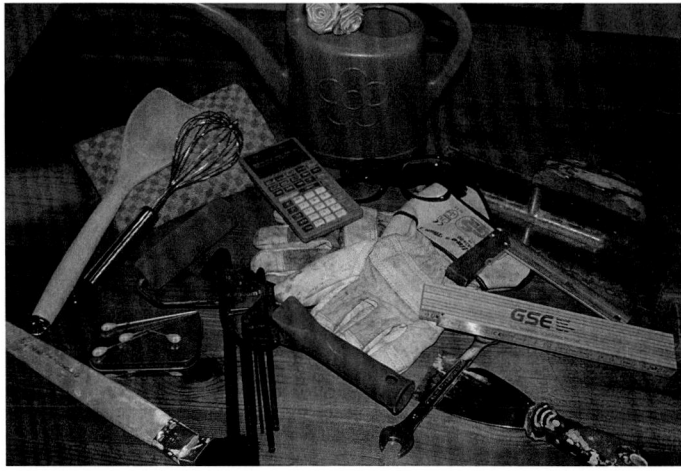

◘ **Abb. 6.1**    Berufsleben

Es ist ein nahezu sicheres Thema, da fast all unsere zu betreuenden Männern einen Beruf ausgeübt haben. Jedoch kann auch dieses Thema, besonders im Bereich der Biografie, unwohle Gedanken auslösen. Nicht jeder konnte seinen Beruf frei wählen und seinen Wunschberuf ausüben. Manchmal waren die Gegebenheiten nicht optimal, oder der Familienbetrieb musste übernommen werden. Die Tradition musste weitergeführt werden.

Auch dürfen wir die Männer nicht vergessen, die zwangsweise vor der gesetzlichen Rente aus dem Beruf ausscheiden mussten. Männern wurden früher und werden teilweise auch heute noch die Rolle des Ernährers zugeschrieben, des Familienoberhauptes. Sie waren die, die das Geld mit nach Hause brachten. Dieser Rolle durften und konnten sie dann nicht mehr gerecht werden. Die (Haupt-)Rolle entfällt. Das kann ein Gefühl des Nicht-mehr-gebraucht-Werdens auslösen.

In dieser ausgearbeiteten Gruppenstunde wird das Thema „Berufe" allgemein besprochen (◘ Tab. 6.1).

◘ **Tab. 6.1**  Ablaufplan für die Gruppenstunde zum Thema „Berufsleben"

| Inhalt/Ablauf | Durchführung |
|---|---|
| Einstieg | Heute geht es um das Thema „Berufe" allgemein |
| Persönliche Begrüßung, ggf. mit Händedruck (individuell) | Gemeinsames Singen, z. B. „Lebt denn der alte Holzmichl noch" |
| Nennung des Themas | Anhören eines Liedes aus den Liedvorschlägen, z. B. „Bruttosozialprodukt" |
| Aufwecker: Anhören eines Liedes (▶ Liedvorschläge) oder gemeinsames Singen | |
| Erinnerungen wecken | Die unterschiedlichen Materialien auf den Tisch legen und Berufe sammeln |
| | Welche Arbeitsmaterialien sind Ihnen vertraut? |
| | Die Materialien in die Hand nehmen, fühlen lassen – ein „Be-greifen" ermöglichen |
| Biografische Fragen | Welchen Beruf haben Sie ausgeübt? |
| | Wann haben Sie Ihre Lehre abgeschlossen? |
| | Haben Sie mehrere Berufe ausgeübt, Lehren abgeschlossen? |
| | Waren Sie in einer großen Firma oder einem Familienbetrieb beschäftigt? |
| | Welche Position hatten Sie? |
| | Wie waren Ihre Arbeitszeiten? |
| | Mussten Sie am Wochenende arbeiten? |
| | Was war Ihr Hauptarbeitsgerät? |
| | Hatten Sie einen weiten Arbeitsweg? |
| | Wann gab es die Lohntüte? |
| | Wie lange haben Sie in Ihrem Beruf gearbeitet? |
| | Haben Sie ein Dienstjubiläum oder mehrere Jubiläen gefeiert? |
| | Wie haben Sie sich mit ihren Kollegen verstanden? |

◧ **Tab. 6.1** (Fortsetzung)

| Inhalt/Ablauf | Durchführung |
|---|---|
| Ressourcenförderung/-erhaltung<br>Alltagskompetenzen<br>Fein- und Grobmotorik<br>Entscheidungen treffen<br>Wissen abrufen<br>Wortschatz<br>Kommunikation anregen | Materialien nutzen: Zahlen in den Taschenrechner eingeben, in ein Stück Holz einen Nagel hämmern, mit einem Pinsel oder der Farbrolle über den Tisch fahren (ohne Farbe) oder über ein Blatt Papier (mit Farbe)<br><br>Krawatte binden lassen, Blätter lochen und tackern lassen, Briefe eintüten, stempeln<br><br>Welche Berufsgruppen benötigen einen Hammer?<br><br>Welche Berufsgruppen benutzen einen Mundschutz?<br><br>Welche Berufsgruppen benötigen einen Kochlöffel?<br><br>Welche Berufsgruppen sitzen meist am Schreibtisch?<br><br>Welche Berufsgruppen ordnet man dem sozialen Bereich zu? |
| Gefühle, Werte – Einbeziehung der persönlichen Erfahrungen | Haben Sie gerne in Ihrem Beruf gearbeitet?<br><br>Konnten Sie Ihren Beruf frei wählen?<br><br>Hätten Sie gerne etwas anderes gelernt?<br><br>Was haben Sie zum Ausgleich Ihres Berufsalltags unternommen?<br><br>Wo bekamen Sie Ihre Lohntüte?<br><br>Welche Position hatten Sie im Unternehmen?<br><br>Hatten Sie einen oder mehrere Arbeitgeber?<br><br>Mussten Sie beruflich Reisen?<br><br>Waren Sie auf Montage?<br><br>Welche Berufsgruppen verdienen Ihrer Meinung nach zu viel bzw. zu wenig Geld? |
| Abschluss<br>Sprichwörter ergänzen<br>Witz oder Gedicht vorlesen<br>Persönliche Verabschiedung | Sprichwörter ergänzen – Anfang oder Ende des Sprichwortes vorlesen und ergänzen lassen<br><br>Verdrehte Sprichwörter<br><br>Einzelne Wörter in einem Sprichwort weglassen |

### Sprichwörter/Redewendungen
- Der dümmste Bauer erntet die dicksten Kartoffeln.
- Wer nichts wird, wird Wirt.
- Wenn der Bauer nicht schwimmen kann, liegt's an der Badehose.
- Was der Bauer nicht kennt, das (fr)isst er nicht.
- Wem Gott ein Amt gibt, dem gibt er auch Verstand.
- Wer Arbeit kennt und danach rennt und sich nicht drückt, der ist verrückt.
- Die Axt im Haus erspart den Zimmermann.
- Viele Köche verderben den Brei.
- Arbeite klug, nicht hart.
- Es ist noch kein Meister vom Himmel gefallen.
- Wer keine Arbeit hat, der macht sich welche.

- Erst die Arbeit, dann das Vergnügen.
- Lehrers Kinder, Pfarrers Vieh gedeihen selten oder nie.
- Lehrjahre sind keine Herrenjahre.
- Übung macht den Meister.

**Liedvorschläge**
- Wer will fleißige Handwerker sehen?
- Hey Boss, ich brauch' mehr Geld
- Showmaster ist mein Beruf
- Der Mörder ist immer der Gärtner
- Auf, auf du junger Wandersmann
- Was frag ich viel nach Geld und Gut
- Wir sind alle Brüder
- Es zogen drei lustige Handwerksleut
- Und wer sein Handwerk nicht versteht
- Steigerlied
- Capri-Fischer

- **Witz**

„Wo arbeitest du jetzt, Willi?" „In der Autofabrik." „Am Band?" „Nein, wir dürfen frei herumlaufen."

- **Weitere Übungen zur Ressourcenförderung/-erhaltung**

Zunächst geht es um das Allgemeinwissen. In der folgenden Aufzählung stehen die Lösungen direkt unter den jeweiligen Fragen.

- **Allgemeinwissen**
- Welche Berufsgruppen benötigen einen Hammer?
  Fliesenleger, Maurer, Zimmermann, Arzt usw.
- Welche Berufsgruppen benutzen einen Mundschutz?
  Arzt, Chemiker, Pfleger, Feuerwehrmann usw.
- Welche Berufsgruppen brauchen einen Bohrer?
  Zahnarzt, Möbelbauer, Schreiner, Elektriker usw.
- Welche Berufsgruppen benötigen einen Löffel?
  Koch, Konditor, Bäcker, Chirurg, Tierpfleger usw.
- Welche Berufsgruppen werden klassisch auch „Bürojobs" genannt?
  Verwaltungsmitarbeiter, Bänker, Kaufmänner, Ingenieure, Architekten, Informatiker usw.
- Welche Berufsgruppen ordnet man dem sozialen Bereich zu?

Erzieher, Lehrer, Pflege, Pädagogen, Sozialarbeiter usw.
- Welche Synonyme findet man im deutschen Sprachgebrauch für Auszubildende?
  Stift, Azubi/Azubine, Lehrling, Lehrjunge, Lehrmädchen
- Was erhält der Auszubildende während der Ausbildung?
  Eine Ausbildungsvergütung (kein Gehalt)
- Wie darf sich ein Auszubildender nach einer erfolgreich abgeschlossenen Abschlussprüfung nennen?
  Geselle

### ▪▪ ABC-Sammlung

- A – Amme, Angler, Außendienstmitarbeiter, Anästhesist, Altenpfleger, Arzt, Autoverkäufer, Abdecker, Apotheker, Architekt
- B – Bäcker, Bauer, Buchbinder, Beamter, Bauarbeiter, Bankkaufmann, Bauzeichner, Bademeister, Bürokaufmann, Brandmeister, Berufsmusiker
- C – Chemiker, Chirurg
- D – Dachdecker, Dolmetscher, Diener, Doktor, Dreher, Drehorgelspieler, Diätassistent, Designer
- E – Elektriker, Eisenbahner, Ergotherapeut, Erzieher, Eventmanager
- F – Fußballer, Frisör, Fernkraftfahrer, Feuerwehrmann, Florist, Fremdsprachenkorrespondent, Fleischer, Fliesenleger, Förster
- G – Gärtner, Gebäudereiniger, Goldschmied, Gerüstbauer, Glaser, Gießer
- H – Heiler, Hausmann, Hausmeister, Hauswirtschafter, Hebamme, Hotelfachmann, Holzbildhauer, Hörakustiker
- I – Industriemechaniker, Immobilienmakler, Informatiker, Innenarchitekt
- J – Jäger, Justizangestellter, Justiziar, Jongleur, Journalist
- K – Kellner, Krämer, Kosmetiker, Kaufmann, Klempner, Kassierer, Koch, Karosseriebauer, Konditor
- L – Lehrer, Laborant, Landwirt, Lokführer, Lotse, Lackierer, Lektor
- M – Maler, Maschinenführer, Mechaniker, Mechatroniker, Maßschneider, Maurer, Metallbauer, Mediziner
- N – Notar, Notfallsanitäter, Notarfachangestellte, Nautiker
- O – Optiker, Orthopäde
- P – Polizist, Priester, Pfarrer, Pferdewirt, Podologe, Politiker
- Q – Querflötenbauer
- R – Reiter, Ritter, Rennfahrer, Raumausstatter, Radiologe, Rechtsanwalt, Rechtsanwaltsgehilfe, Raumausstatter

- S – Sänger, Schreiner, Schlosser, Spion, Sportler, Schauspieler, Schornsteinfeger, Stuckateur, Straßenwärter, Straßenbahnfahrer, Sanitäter, Schuster
- T – Tischler, Tierarzt, Tierpfleger, Trockenbauer, Technischer Assistent, Tankwart, Tänzer, Tiefbaufacharbeiter, Texter
- U – Uhrmacher, Urologe
- V – Verkäufer, Visagist, Vermessungstechniker, Viehtreiber, Veranstaltungskaufmann, Vertriebsmitarbeiter, Verfahrensmechaniker
- W – Wirt, Werbekaufmann, Werkzeugmechaniker, Werkstoffprüfer, Weber
- X –
- Y –
- Z – Zahnarzt, Zoologe, Zimmermann, Zerspanungsmechaniker

■ ■ **Nachnamen aus Berufsbezeichnungen**

Gemeinsam werden Nachnamen gesucht, die aus Berufsbezeichnungen entstanden sind, z. B. Schuster, Meyer, Weber, Müller, Bauer, Schäfer, Kohler, Vogler, Zimmermann, Schreiner, Küfner, Forster, Maler, Kramer, Schreiber, Stroter, Gerber, Peutler, Schneider, Bäcker, Fleischer, Metzler, Wagner, Bütter, Hofmann, Falkner, Hausmann.

■ ■ **Rechenaufgabe**

„Heute wird gehandelt!", prahlt Karl vor seinen Kollegen. Er möchte sich ein neues Auto kaufen. Beim Autoverkäufer nebenan. „Du weißt aber schon, dass er ein harter Knochen ist und nicht gerne verhandelt", erwidert Fritz. „Ach, ich habe mir da schon etwas überlegt", lächelt Karl und geht.

Da steht es, dass Schmuckstück. Ein roter Ford Escort. Perfekt für Karl. 3200 € sind angeschlagen. Karl möchte nur 2300 ausgeben.
- Frage: Wie viel Differenz liegt zwischen den beiden Beträgen? Lösung: 900 €

Der Autoverkäufer begrüßt Karl herzlich und stellt ihm das schöne Stück vor. Verkaufen kann er, denkt sich Karl. Er preist den Wagen von seiner besten Seite an. Karl hört sich alles in Ruhe an. Er hat sich den Wagen vorab schon angeschaut und entschieden. Dieser soll es sein. Aber nicht für 3200 €.

Karl fragt, ob man noch etwas im Preis machen kann. Der Verkäufer schien mit der Frage zu rechnen und lächelt. „Kann man, Sie bekommen den Wagen für 3000 €, weil Sie so sympathisch sind."

— Frage: Wie viel Preisnachlass gewährt ihm der Verkäufer?
 Lösung: 200 €

Karl überlegt und hat seinen Preis im Hinterkopf. Karl schüttelt mit dem Kopf. „Das ist mir zu viel. Ich biete Ihnen 2000 €", sagt Karl bestimmt. Der Verkäufer schüttelt direkt den Kopf. „Das ist viel zu wenig, das sind ja … "

— Frage: Wie viel € unter seinem Preis?
 Lösung: 1000 € weniger!

Karl überlegt. Ein bisschen Geld hat er noch auf der „hohen Kante" liegen. Der Verkäufer überlegt ebenfalls. Ein bisschen kann er noch am Preis machen.

3000 € stehen gegen 2000 € im Raum. Auf einmal reden beide los. „Mitte", sagen Sie. Karl stockt. „Wir sollten uns in der Mitte treffen", sagt er ruhig. „Ja! Daran habe ich auch gerade gedacht", erwidert der Verkäufer. „Super, dann einigen wir uns auf … "

— Frage: Wie hoch ist der Kaufpreis nun?
 Lösung: 500 €

Sie besiegeln den Kauf mit einem Handschlag und gehen ins Büro.

■ **Wahrnehmung**

— Unterschiedliche Materialien z. B. in einen Jutebeutel legen und erfühlen lassen, was sich daran befindet.
— Jeder Teilnehmer bekommt einen Jutebeutel mit einem Gegenstand und soll erfühlen, was sich darin befindet (zuerst nur von außen, bei Schwierigkeiten hineingreifen lassen, ohne zu schauen).

Der Schwierigkeitsgrad kann durch die Materialien an die Teilnehmer angepasst werden. Einen Pinsel zu erfühlen ist erfahrungsgemäß einfacher als einen Locher oder einen Mundschutz.

> Auf die Verletzungsgefahr achten. Kontraindiziert sind Tacker, Papier, Schere und andere scharfe Gegenstände.

■ **Merkfähigkeit**

Materialien auf den Tisch legen, anschauen lassen und danach abdecken. Nach einer kurzen Zeit gemeinsam erinnern, was unter der Decke liegt (in der Zwischenzeit Musik hören, Quizfragen beantworten o.Ä.).

## 6.2    Gruppenstunde: Bundesländer

Geografie, Heimatkunde, Geschichte, Urlaubsreisen in Deutschland –
immer wieder kommen wir mit dem Thema „Bundesländer" in
Berührung. Die Erfahrung lehrt, dass dies ein Thema ist, welches
das männliche Geschlecht gut anspricht. Männer verfügen häufig
über ein umfangreiches Wissen auf diesem Themengebiet. *Männer
können eine Landkarte lesen, ohne sie auf den Kopf zu stellen.*

**Materialvorschläge**
- Unterschiedliche Bilder der Wappen (ausgedruckt und
  laminiert)
- Deutschlandkarte
- Ansichtskarten/Postkarten
- Passende „Leckereien" zu den jeweiligen Bundesländern

Die Beschäftigung mit der Biografie ist hier besonders wichtig.
Nicht jeder konnte in seiner Wahlheimat leben. Vielleicht ist auch
jetzt jemand aus einem anderen Bundesland aktuell zugezogen
(◘ Tab. 6.2).

**Liedvorschläge**
- Auf der schwäbsche Eisebahne
- Am deutschen Strom (Oh, Pfälzerland, wie schön du bist)
- Bolle reiste jüngst zu Pfingsten
- Landeshymnen, z. B.
  - Berliner Luft (offiziell)
  - Hessenlied (offiziell)
  - Saarlandlied (offiziell)
  - Hier an Rhein und Ruhr und in Westfalen (inoffiziell)

■ **Witz**

„Es gibt sowieso nur zwei sinnvolle Bundesländer: Aldi Nord und
Aldi Süd." (Harald Schmidt)

◘ **Tab. 6.2** Ablaufplan für die Gruppenstunde zum Thema „Bundesländer"

| Inhalt/Ablauf | Durchführung |
|---|---|
| Einstieg | Heute geht es um die Bundesländer in Deutschland |
| Persönliche Begrüßung, ggf. mit Händedruck (individuell) | Wie viele Bundesländer hat Deutschland? |
| Nennung des Themas | |
| Aufwecker: Geschichte vorlesen | |
| Erinnerungen wecken | Den Hinweis geben, dass es sich um eine alte oder eine neue Deutschlandkarte handelt |
| Deutschlandkarte (alt/neu), verschiedene Bilder mit Wappen der Bundesländer | Teilnehmer können sich die jeweiligen Wappen nehmen und den jeweiligen Bundesländern zuordnen/benennen |
| Biografische Fragen | In welchem Bundesland sind Sie geboren, wenn Sie aus Deutschland kommen? |
| | In welchem Bundesland haben Sie zuletzt gelebt? |
| | Welche Bundesländer haben Sie schon mal besucht? |
| | Wissen Sie noch, wo Sie waren, als Deutschland wieder vereint wurde? |
| | Waren Sie vor der Wiedervereinigung mal in der DDR? |
| | Wie haben Sie die Wiedervereinigung erlebt? |
| Ressourcenförderung/- erhaltung | Wann war die Wiedervereinigung? |
| | Welche Bundesländer grenzen an NRW, Hessen, Bayern, Schleswig-Holstein usw.? (▶„Quizfragen – Slogans der Bundesländer") |
| Fein- und Grobmotorik | |
| Entscheidungen treffen | Wie heißen die jeweiligen Landeshauptstädte zu den Bundesländern? (s. Tab. 6.3) |
| Wissen abrufen | Welches ist das größte Bundesland? |
| Wortschatz | Welches Bundesland hat die meiste Einwohner? |
| Kommunikation anregen | Welche Dialekte werden in den jeweiligen Bundesländern gesprochen? |
| | Für welche Spezialitäten sind Hessen, Bayern, Schleswig-Holstein, Berlin usw. bekannt? |
| | Welche Bundesländer grenzen an Ost-/Nordsee? |
| | Welche Bundesländer werden zu den alten bzw. zu den neuen Bundesländern gezählt? |
| Gefühle, Werte – Einbeziehung der persönlichen Erfahrungen | Wie haben Sie die Wiedervereinigung erlebt? |
| | Haben Sie ein Lieblingsbundesland? |
| | Sind Sie vor der Wiedervereinigung in den Osten bzw. in den Westen gereist? |
| | Kennen Sie jemanden, der vom Osten in den Westen geflohen ist? |
| Abschluss | Lied singen oder den Text vorlesen und das Ende vervollständigen lassen, z. B. von „Bolle reiste jüngst zu Pfingsten" |
| Witz oder Gedicht vorlesen | |
| Lied singen | Deutschlandkarten zusammenfalten lassen |
| Persönliche Verabschiedung | |

■ **Weitere Übungen zur Ressourcenförderung/-erhaltung**

■ ■ **Motorik**

**Bewegungsgeschichte „Eine Reise durch die Bundesländer"**

Die Teilnehmer erhalten laminierte Kärtchen (z. B. hergestellt aus einer alten Landkarte). Sobald sie das Wort „Bundesland" oder das Wort „Bundesländer" hören, wird das Kärtchen nach oben gehalten.

„Wenn jemand eine Reise tut, so kann er was erzählen", sagt Karl zu Anne und packt seinen Koffer.

„Wohin willst du überhaupt?", fragt Anne.

„Ach, Anne, quer durch die Bundesländer. Deutschland hat doch so viele schöne Ecken. Ich kann mich da noch gar nicht festlegen."

„Du willst Urlaub in den Bundesländern machen?", fragt Anne erstaunt.

„Natürlich! All unsere Bundesländer, wir haben 16 Bundesländer, liebe Anne haben sehenswerte Ecken! Nehmen wir Bremen. Unser kleinstes Bundesland. Dort finden wir z. B. die Bremer Stadtmusikanten! Oder Bayern. Das größte Bundesland mit seiner schönen Hauptstadt München. Nordrhein-Westfalen: Das Bundesland mit den meisten Einwohnern und seinen wunderbaren Städten Düsseldorf, Köln und Wanne-Eickel! Unser nördlichstes Bundesland: Schleswig-Holstein. Mit seinen schönen Stränden an Nord- und Ostsee."

„Aber Karl", sagt Anne. „Dann bist du ja monatelang unterwegs!"

„Mindestens vier!", erwidert Karl. „Jede Woche ein anderes Bundesland."

„Wo möchtest du als erstes hin?", fragt Anne neugierig.

„Ich starte in den ‚neuen' Bundesländern", antwortet Karl freudig und entschlossen.

#### ■ ■ Allgemeinwissen

– Wie viele Stadtstaaten hat Deutschland?
  Lösung: Drei
– Nennen Sie die Stadtstaaten!
  Lösung: Hamburg, Berlin, Bremen
– Bilden die Länder in Deutschland einen losen Staatenbund oder einen Bundesstaat?
  Lösung: Bundesstaat

#### ■ ■ Wortfindung

Bundes …

Bundesland, Bundesliga, Bundesagentur, Bundesbank, Bundesanzeiger, Bundesbahn, Bundesdatenschutzgesetz, Bundeswehr, Bundesgerichtshof, Bundesgartenschau, Bundeskanzler, Bundesknappschaft, Bundestagswahl, Bundespolizei, Bundespräsident …

#### ■ ■ Rechenaufgabe

#### „Das alljährliche Familienfoto"

Wie viele Personen müssen eng zusammenrutschen, damit alle auf das alljährliche Familienfoto passen?

Natascha aus Nordrhein-Westfalen hat drei Kinder und ihren Mann dabei. (5)

Bernd aus Bayern seine Frau. (2)

Suse aus Sachsen ihre zwei Schwestern. (3)

Sanne aus dem Saarland ihre beiden Töchter. (3)

Hilde aus Hessen hat ihren Mann dabei und das Enkelkind Heiner. (3)

Sascha aus Schleswig-Holstein ist alleine. (1)

Hans aus Hamburg ist auch alleine. (1)

Bärbel aus Berlin hat ihre vier Kinder und ihre zwei Männer dabei. (7)

Rainer aus Rheinland-Pfalz kommt seiner Tochter zum Familientreffen. (2)

Bruno aus Bremen ist ohne Anhang. (1)

Bodo aus Brandenburg hat seinen Sohn dabei. (2)

Theo aus Thüringen hat seine Freundin mitgebracht. (2)

Martina aus Mecklenburg-Vorpommern ist alleine. (1)

Sonja aus Sachsen-Anhalt hat ihre sechs Kinder und ihren Mann dabei. (8)

Benjamin aus Baden-Württemberg ist alleine. (1)

Nora aus Niedersachsen hat ihre Tochter dabei. (2)

Lösung: 44 Personen

Spielvariante:

- Bei Überforderung stoppen und Zwischenergebnis nennen lassen.
- Nach jedem Satz die Anzahl der Personen nennen lassen, Ergebnis aufschreiben und später alle genannten Personen/ Zahlen zusammenrechnen.

### ▪ Slogans der Bundesländer

All unsere Bundesländer (außer Bayern) werben mit Slogans. Zu finden sind diese z. B. auf Autobahnschildern bei Grenzüberschreitung oder in Reiseführern.

Entweder den Slogan vorlesen und dann das Bundesland dazu erraten lassen oder das Bundesland nennen und überlegen, welcher Slogan dazu gehört (▶ „Quizfragen – Slogans der Bundesländer").

- Baden-Württemberg: „Wir können alles. Außer Hochdeutsch."
- Saarland: „Großes entsteht immer im Kleinen."
- Thüringen: „Hier hat Zukunft Tradition."
- Schleswig-Holstein: „Der echte Norden."
- Brandenburg: „Neue Perspektiven entdecken."
- Bremen: „Bremen erleben."
- Hamburg: „Wachsen mit Weitsicht."
- Berlin: „Be Berlin."

- Nordrhein-Westfalen: „Germany at its best."
- Sachsen-Anhalt: „Ursprungsland der Reformation."
- Hessen: „An Hessen führt kein Weg vorbei."
- Mecklenburg-Vorpommern: „Land zum Leben."
- Sachsen: „So geht Sächsisch."
- Rheinland-Pfalz: „Wir machen's einfach."
- Niedersachsen: „Niedersachsen. Klar."

- **Wahrnehmung**

Eine Landkarte (durch einen Teilnehmer) aufschlagen (lassen) und auf den Tisch legen. Die jeweiligen Bundesländer benennen und auf der Landkarte finden lassen. Dazu die jeweiligen Hauptstädte suchen. Die Spielkarten (folgend) auf der Landkarte zuordnen.

- **Merkfähigkeit**

**„Das alljährliche Familienfoto"**

Herr und Frau Bundspecht haben 16 Kinder. Und wie das manchmal so ist, verteilt sich die Familie im Laufe des Lebens. Alle Kinder der Familie Bundspecht leben in einem anderen Bundesland.

Natascha wohnt in Nordrhein-Westfalen.

Suse wohnt in Sachsen.

Sanne wohnt im Saarland.

Hilde wohnt in Hessen.

Sascha wohnt in Schleswig-Holstein.

Hans wohnt in Hamburg.

Bärbel wohnt in Berlin.

Rainer wohnt in Rheinland-Pfalz.

Bruno wohnt in Bremen.

Bodo wohnt in Brandenburg.

Theo wohnt in Thüringen.

Martina wohnt in Mecklenburg-Vorpommern.

Sonja wohnt in Sachsen-Anhalt.

Benjamin wohnt in Baden-Württemberg.

Nora wohnt in Niedersachsen.

Bernd wohnt in Bayern.

Fragen:
- Wo wohnt Nora Bundspecht?
- Wo wohnt Bärbel Bundspecht?
- Wo wohnt Natascha Bundspecht?
- Wo wohnt Hilde Bundspecht?

Und so weiter.

- **Spielkarten: Zuordnungsspiel**

**Bundesländer/Hauptstädte**

Die laminierten Kärtchen können unterschiedlich zugeordnet werden, z. B.:

1. Die Kärtchen werden gemischt auf den Tisch gelegt, und die Teilnehmer sollen die Länder und Städte den Oberbegriffen „Bundesland" und „Landeshauptstadt" zuordnen.
2. Man kann auch noch einen dritten Oberbegriff hinzuzunehmen, etwa „Stadtstaat".
3. Die Landeshauptstädte sollen den Bundesländern zugeordnet werden (◘ Tab. 6.3). Entweder nimmt man alle Kärtchen oder die Hälfte, gegebenenfalls noch weniger. Das sollte der Gruppe bzw. dem Teilnehmer entsprechend angepasst werden.

- **Quizfragen – Slogans der Bundesländer**

1. Mit welchem Slogan wirbt Nordrhein-Westfalen?
– Germany at its best (Lösung)
– NRW, sonst nichts.
– NRW, Germany – mehr geht nicht!

2. Mit welchem Slogan wirbt Rheinland-Pfalz?
– Einfach gibt's bei uns nicht.

◘ **Tab. 6.3** Liste zum Zuordnungsspiel „Bundesländer/Landeshauptstädte"

| Bundesland | Landeshauptstadt |
| --- | --- |
| Mecklenburg-Vorpommern | Schwerin |
| Schleswig-Holstein | Kiel |
| Hamburg | Hamburg |
| Bremen | Bremen |
| Brandenburg | Potsdam |
| Berlin | Berlin |
| Sachsen-Anhalt | Magdeburg |
| Niedersachsen | Hannover |
| Thüringen | Erfurt |
| Bayern | München |
| Baden-Württemberg | Stuttgart |
| Hessen | Wiesbaden |
| Saarland | Saarbrücken |
| Rheinland-Pfalz | Mainz |
| Nordrhein-Westfalen | Düsseldorf |
| Sachsen | Dresden |

- Wir machen's einfach. (Lösung)
- Einfach? Einfach machen.

3. Mit welchem Slogan wirbt das Saarland?
- Großes entsteht immer im Kleinen. (Lösung)
- Klein, aber „Oho"
- Groß kann jeder!

4. Mit welchem Slogan wirbt Hamburg?
- Fischen mit Weitsicht.
- Lachen mit den Fischen.
- Wachsen mit Weitsicht. (Lösung)

5. Mit welchem Slogan wirbt Berlin?
- Best Berlin
- Be Berlin (Lösung)
- Berlin, Berlin, wir fahren nach Berlin.

6. Mit welchem Slogan wirbt Baden-Württemberg?
- Wir können alles, außer Hochdeutsch. (Lösung)
- Wir können nichts, außer Hochdeutsch.
- Was ist eigentlich Hochdeutsch?

7. Mit welchem Slogan wirbt Niedersachsen?
- Niedersachsen. Klar. (Lösung)
- Klar, klarer, Niedersachsen.
- Klar. Niedersachsen.

8. Mit welchem Slogan wirbt Sachsen?
- Sachsen vor!
- Sächsisch! So geht's!
- So geht Sächsisch. (Lösung)

9. Mit welchem Slogan wirbt Hessen?
- An Hessen führt kein Weg vorbei. (Lösung)
- Alle Wege führen nach Hessen.
- Auch Hessen wurde nicht an einem Tag erbaut.

10. Mit welchem Slogan wirbt Brandenburg?
- Alte Blickwinkel beachten.
- Neue Perspektiven entdecken. (Lösung)
- Neue Blickwinkel verstecken.

11. Mit welchem Slogan wirbt Schleswig-Holstein?
- Der wahre Norden.

- Der echte Norden. (Lösung)
- Der schöne Norden.

12. Mit welchem Slogan wirbt Thüringen?
- Hier hat Zukunft Tradition. (Lösung)
- Tradition ist Thüringen.
- Vergangenheit, Gegenwart, Thüringen!

13. Mit welchem Slogan wirbt Sachsen-Anhalt?
- Ursprungsland der Konfirmation
- Ursprungsland der Reformation (Lösung)
- Ursprungsland der Restauration

14. Mit welchem Slogan wirbt Mecklenburg-Vorpommern?
- Land zum Schlafen
- Land zum Lieben
- Land zum Leben (Lösung)

15. Mit welchem Slogan wirbt Bremen?
- Bremen erleben. (Lösung)
- Bremen erfahren.
- Bremen erraten.

- **Grenzen (ohne Stadtstaaten)**

Nordrhein-Westfalen grenzt an …
… Hessen, Rheinland-Pfalz, Niedersachsen

Rheinland-Pfalz grenzt an …
… Nordrhein-Westfalen, Hessen, Baden-Württemberg, Saarland

Hessen grenzt an …
… Nordrhein-Westfalen, Niedersachsen, Bayern, Rheinland-Pfalz, Thüringen, Baden-Württemberg

Bayern grenzt an …
… Baden-Württemberg, Hessen, Thüringen, Sachsen

Sachsen grenzt an …
… Bayern, Thüringen, Sachsen-Anhalt, Brandenburg

Brandenburg grenzt an …
… Sachsen, Sachsen-Anhalt, Niedersachsen, Mecklenburg-Vorpommern

Mecklenburg-Vorpommern grenzt an …
… Schleswig-Holstein, Niedersachsen, Brandenburg

Schleswig-Holstein grenzt an …
… Mecklenburg-Vorpommern, Niedersachsen

Niedersachsen grenzt an …
… Nordrhein-Westfalen, Thüringen, Schleswig-Holstein, Sachsen-Anhalt, Mecklenburg-Vorpommern, Hessen

Sachsen-Anhalt grenzt an …
… Niedersachsen, Brandenburg, Sachsen, Thüringen

Thüringen grenzt an …
… Sachsen, Sachsen-Anhalt, Niedersachsen, Hessen, Bayern

Saarland grenzt an …
… Rheinland-Pfalz

Baden-Württemberg grenzt an …
… Bayern, Hessen, Rheinland-Pfalz

## 6.3   Gruppenstunde: Eisenbahn

Die klassische Eisenbahn entwickelte sich im 19. Jahrhundert innerhalb weniger Jahrzehnte zu einem gut ausgebauten Verkehrssystem. Die ersten Schienensysteme sind jedoch schon Jahrhunderte alt. Das Thema „Eisenbahn" kann ein interessantes Thema für unsere männlichen Betreuten sein. Es handelt sich dabei z. B. um Technik, Geschichte, Reisen, Güter, Vereine und die verschiedenen Berufszweige in diesem Bereich. Das Thema ist umfassend und erfahrungsgemäß nahezu fast ausschließlich in männlichen Biografien zu finden. Doch es gibt natürlich auch Frauen, die im Bereich Eisenbahn gearbeitet haben oder privates Interesse zeigen (◘ Abb. 6.2).

**Materialvorschläge**
- Modellbahnen/Züge/Lokomotive
- Schienen (Modellbau)
- Einen Stein (die heutzutage noch an den Bahnstrecken liegen)
- Verschiedene Bilder von Eisenbahnen/Zügen, Fahrkarten, Trillerpfeife
- Bilder von Schaffnern in den unterschiedlichen Epochen
- Fahrplan
- Schaffnermütze, Schaffnerkelle
- Karte Schienennetz Deutschland (oder Region)

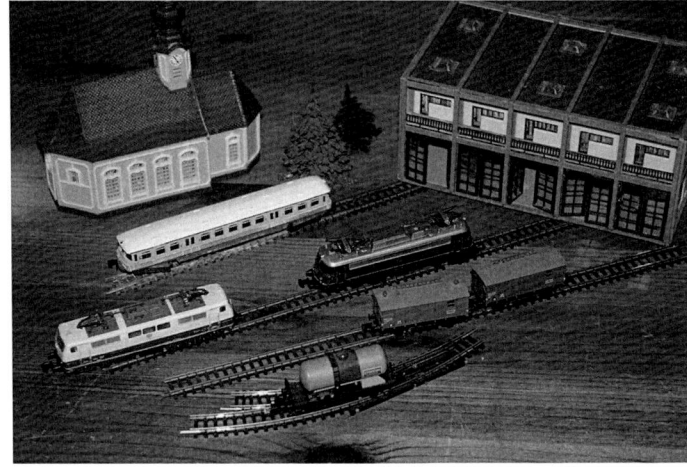

■ **Abb. 6.2**   Eisenbahn

> Die Biografie darf nicht außer Acht gelassen werden. Vielleicht
> gibt es Bewohner, die in der Kriegszeit mit einem Zug
> deportiert worden sind.

■ Tab. 6.4 zeigt den Ablaufplan für diese Gruppenstunde.

**Liedvorschläge**
- Auf der schwäbsche Eisebahne
- Es fährt ein Zug nach Nirgendwo (Christian Anders)
- Sonderzug nach Pankow (Udo Lindenberg)
- Eine Insel mit zwei Bergen (Augsburger Puppenkiste)
- Locomotive Breathe (Jethro Tull)
- Geisternachtexpress (Gunther Gabriel)
- Auf der Bahn der vielen Gleise (Jürgen Marcus)

■ **Weitere Übungen zur Ressourcenförderung/-erhaltung**

■ ■ **Motorik**
- Wenn vorhanden, die Modellschienen zusammensetzen
  lassen
- Die Schaffnerkelle schwenken
- Die Schaffnermütze auf- und absetzen
- Mit dem Zeigefinger dem Schienennetz der Bahn nachgehen

| | |
|---|---|
| ◘ **Tab. 6.4** Ablaufplan für die Gruppenstunde zum Thema „Eisenbahn" | |
| **Inhalt/Ablauf** | **Durchführung** |
| Einstieg | Heute geht es um das Thema Züge, Eisenbahnen und Lokomotiven |
| Persönliche Begrüßung, ggf. mit Händedruck (individuell) | Welche Fahrzeuge finden wir auf den Schienen? |
| Nennung des Themas | Gemeinsames Aufzählen von Schienenfahrzeugen (Lokomotive, Schwebebahn, Gelenkbahn/Straßenbahn, Lore, Eisenbahn Schnellzug, Schienentraktoren, Triebwagen, Triebzüge, Bahndienstfahrzeuge usw.) |
| Aufwecker: Wortsammlung | |
| Erinnerungen wecken (▶ Materialliste) | Teilnehmer können sich die jeweiligen Bilder der Fahrzeuge anschauen und ggf. benennen (Zug für den Personenverkehr, Güterzug usw.) |
| Biografische Fragen | Können Sie sich an ihre erste Bahnfahrt erinnern? |
| | Wissen Sie noch, wie teuer die Bahnfahrt damals war? |
| | Wissen Sie, wohin Sie gefahren sind? |
| | Hatten Sie einen Sitzplatz? |
| | Sind Sie auch mal schwarzgefahren, also ohne gültiges Ticket? |
| | Zu welchen Gelegenheiten haben Sie die Bahn genutzt? Eher zu Fernreisen oder im Stadtverkehr? |
| | Hatten Sie vielleicht eine Modelleisenbahn zu Hause? |
| | Haben Sie beruflich mit der Bahn zu tun gehabt? |
| | Von welchem Bahnhof sind Sie am häufigsten los gefahren? |
| Ressourcenförderung/-erhaltung | Welches Fahrzeug fährt auf Schienen, welches auf der Straße? |
| Fein- und Grobmotorik | (▶ Zuordnungsspiel) |
| Wissen abrufen | Welches Personal findet man in einem Zug? (Schaffner, Lokführer, Servicepersonal …) |
| Wortschatz | |
| Kommunikation anregen | Welche Bahngesellschaften kennen Sie neben der Deutschen Bahn? (Quizfragen, Wortsammlungen) |
| Gefühle, Werte – Einbeziehung der persönlichen Erfahrungen | Sind Sie gerne Zug gefahren? |
| | Wie ist Ihre Meinung über Pünktlichkeit/Unpünktlichkeit bei Zügen? |
| | Was sagen Sie dazu, dass die Preise immer wieder angehoben werden? |
| | Sollten wieder mehr Menschen Bahn fahren, anstatt das Auto zu nehmen? |
| Abschluss | Scherzfrage: In welchen Zug passt nur eine Person? In den Anzug! |
| Witz, Scherzfrage oder Gedicht vorlesen | |
| Lied singen | |
| Persönliche Verabschiedung | |

■ ■ **Allgemeinwissen**

Was ist ein Kopfbahnhof?

▬ Ein Bahnhof, in dem Züge durchfahren

▬ Ein Bahnhof in dem Züge enden (Lösung)

Was ist ein Rangier- und Verschiebebahnhof?
- Ein Bahnhof, an dem Züge zerlegt und neu zusammengestellt werden
- Ein Bahnhof, an dem Personen ein-, aus- und umsteigen können (Lösung)

Wie nennt man umgangssprachlich die Benutzung öffentlicher Verkehrsmittel ohne Fahrschein?
- Blaureise
- Schwarzfahren (Lösung)

Wie heißt der schnellste Zug in Deutschland?
- ICE (Lösung)
- ACE

## ▪ ▪ Wortfindung
Bahn …

Bahnstrecke, Eisenbahn, Bahnhof, Bahnmitarbeiter, Deutsche Bahn, Schwebebahn, Bahnhofsmission, Autobahn, U-Bahn, Straßenbahn, Talbahn, Seilbahn, Bahndamm, Holzbahn, Bahnfahrt, Bahnreise, Startbahn, Bahngleise, Bahnbeamter, Gondelbahn

## ▪ ▪ Rechenaufgabe
### „Karl wartet auf den Zug nach Hamburg"

Die Sonne scheint, Karl sitzt erwartungsvoll am Bochumer Hauptbahnhof und wartet auf seinen Zug nach Hamburg. Gleis 4, Abfahrt 11 Uhr 45 laut Fahrplan. Karl ist früher am Hauptbahnhof, um seinen Zug auch auf gar keinen Fall zu verpassen. Er schaut sich das Treiben an und verbringt die verbleibende Zeit damit, die einfahrenden Züge der anderen Gleise zu zählen. In der Zeit zählt er folgende Züge:
- Gleis 1: 4 Züge
- Gleis 2: 3 Züge
- Gleis 3: 0 Züge
- Gleis 4: 2 Züge
- Gleis 5: 1 Zug
- Gleis 6: 3 Züge
- Gleis 7: 4 Züge
- Gleis 8: 2 Züge

Wie viele Züge hat Karl insgesamt gezählt?
Lösung: 19!

> **Sprichwörter/Redewendungen**
> ▬ Es ist höchste Eisenbahn
> ▬ Ich verstehe nur Bahnhof
> ▬ Jemanden aus der Bahn werfen
> ▬ Bahn frei
> ▬ Bahn brechen
> ▬ Auf den fahrenden Zug aufspringen

■ **Wahrnehmung**

Die Materialien werden auf den Tisch gelegt, und es wird „Ich sehe was, was du nicht siehst" gespielt. Es dürfen nur Formen, Farben genommen werden, die auf dem Tisch liegen und mit den vorhandenen Materialien in Verbindung stehen.

■ **Merkfähigkeit**

Materialien auf den Tisch legen, anschauen lassen und danach abdecken. Nach einer kurzen Zeit gemeinsam erinnern, was unter der Decke liegt (in der Zwischenzeit Musik hören, Quizfragen beantworten o.Ä.).

■ **Zuordnungsspiel**

Die jeweiligen Karten werden ausgeschnitten, gemischt und auf den Tisch gelegt. Die Fahrzeuge werden den Oberbegriffen zugeordnet.

Spielvariante:
Bei fortgeschrittener Demenz die Anzahl der Fahrzeuge verringern. Anstatt fünf nur zwei.

Straßenfahrzeug:
▬ Lastkraftwagen
▬ Zweirad
▬ Auto
▬ Seifenkiste
▬ Pferdekutsche

Schienenfahrzeug:
▬ Straßenbahn
▬ Güterzug
▬ (Handhebel-)Draisine
▬ Schienenautomobil
▬ Lokomotiven

## 6.4    Gruppenstunde: Fußball

Fußball – der Volkssport. Ob Bundes- oder Regionalliga. Viele Männer haben in früheren Jahren selbst Fußball gespielt. Auf dem Bolzplatz, in der Einfahrt, auf der Straße oder auf dem Rasen. Oft ist Fußball mehr als nur eine sportliche Ertüchtigung: Vereinsleben, Zugehörigkeit, gleiche Interessen in der Gemeinschaft. Mitfeiern und fiebern. Ob aktiv oder passiv (◘ Abb. 6.3). Fußball ist häufig ein „männliches" Thema. Es gibt aber natürlich auch Frauen, die sich für Fußball interessieren!

**Materialvorschläge**
- Vereinslogos
- Torwarthandschuhe
- Fußballschuhe
- Kleiner Fußball
- Trillerpfeife
- Fan Schal (weitere Fanartikel)
- Rote und gelbe Karte (aus Pappe ausgeschnitten)
- Sporttasche-/beutel

Nicht jeder Mann interessiert sich für Liga-Fußball. Eventuell besteht die Möglichkeit, eine homogene Gruppe über das Thema „Nationalmannschaft" herzustellen. Große Fußballereignisse (Welt- und Europameisterschaft) sprechen häufig ein weiteres Publikum an.

◘ **Abb. 6.3**    Fußball

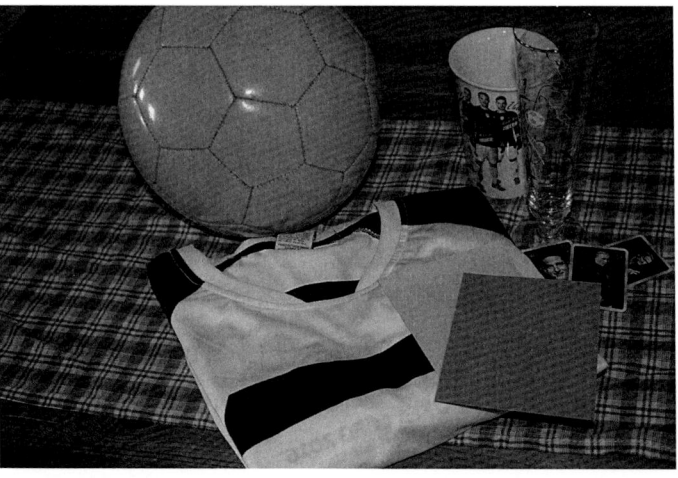

◼ Tab. 6.5 zeigt den Ablaufplan zum Thema.

Hans Zimmermann, der Reporter, sagte einst (1954): „Sechs Minuten noch im Wankdorf-Stadion, keiner wankt. Schäfer nach innen geflankt, Kopfball – abgewehrt. Aus dem Hintergrund müsste Rahn schießen. Und Rahn schießt! Tor, Tor, Tor!"

| ◼ **Tab. 6.5** Ablaufplan für die Gruppenstunde zum Thema „Fußball" | |
|---|---|
| **Inhalt/Ablauf** | **Durchführung** |
| Einstieg<br>Persönliche Begrüßung, ggf. mit Händedruck (individuell)<br>Nennung des Themas<br>Aufwecker: Geschichte vorlesen | Heute geht es um Fußball. Was fällt Ihnen einen, wenn Sie an Fußball denken? |
| Erinnerungen wecken<br>Materialien auf den Tisch legen | Die Materialien nacheinander aus dem Sportbeutel räumen und die Teilnehmer benennen lassen |
| Biografische Fragen | Haben Sie eine Lieblingsmannschaft?<br>Oder/und interessieren Sie sich für Wettbewerbe mit der Nationalmannschaft?<br>Haben Sie selbst Fußball gespielt? Wenn ja, auf welcher Position?<br>Waren Sie in einem Fußballverein?<br>Sind Sie früher ins Stadion gegangen?<br>Haben Sie Spiele im Fernsehen/Radio verfolgt? |
| Ressourcenförderung/-erhaltung<br>Fein- und Grobmotorik<br>Entscheidungen treffen<br>Wissen abrufen<br>Wortschatz<br>Kommunikation anregen<br>Merkfähigkeit | Wie viele Spieltage gibt es im Liga-Fußball?<br>Wie viele Ligen gibt es im deutschen Fußball?<br>Was kennen Sie für weitere Wettbewerbe, die im Fußball stattfinden?<br>Was ist ein Abseits?<br>Wann gibt es eine „Ecke"?<br>Wer oder was entscheidet, wer den Anstoß zu Spielbeginn hat?<br>Welche Spielpositionen gibt es?<br>Was war das „Wunder von Bern"? |
| Gefühle, Werte – Einbeziehung der persönlichen Erfahrungen | Können Sie sich an ein bestimmtes Fußballereignis erinnern?<br>Haben Sie damals das Wunder von Bern im TV oder Radio verfolgt?<br>Haben Sie einen Lieblingsspieler?<br>Haben Sie einen Lieblingstrainer?<br>Was durfte bei einem Stadionbesuch für Sie nie fehlen? |
| Abschluss<br>Witz, Redewendungen oder Gedicht vorlesen<br>Persönliche Verabschiedung | Die bekanntesten Worte von Hans Zimmermann (Stadionreporter 1954 – Das Wunder von Bern) vorlesen<br>Die Materialien gemeinsam wegräumen<br>Persönlicher Händedruck |

**Redewendungen**
- Den Ball ins Spiel bringen
- Ein fliegender Wechsel
- Am Ball bleiben
- Das war dunkelrot.
- Die Abwehr ist offen wie ein Scheunentor.
- Nach dem Spiel ist vor dem Spiel.
- Die rote Karte zeigen.
- Einen Anpfiff bekommen
- Das wird noch ein Nachspiel haben.
- Das war ein Heimspiel für mich.

■ **Scherzfrage**

Was ist der Unterschied zwischen einem Fußballspieler und einem Fußgänger? Der Fußgänger geht bei Grün, der Fußballer bei Rot.

■ **Witz**

Häßler, Littbarski und Thon gehen in eine Kneipe und bestellen beim Wirt: „Drei Kurze!" Der entgegnet: „Das sehe ich, aber was wollt Ihr trinken?"

■ **Weitere Übungen zur Ressourcenförderung/-erhaltung**

■ ■ **Motorik**

**Bewegungsgeschichte: Das Spiel der Spiele**

Endlich ist Wochenende (mit der linken oder rechten Hand über die Stirn streichen) – und heute ist es soweit: das (Zeigefinger heben) Spiel der Spiele.

Der 1. FC Kümmelhaie kämpft um den Klassenerhalt gegen den Favoriten VfL Knutsen 72.

Los geht's. Anpfiff (pfeifen), 90 Minuten geballte Anspannung (Fäuste machen). Die Fans sind in bester Stimmung und jubeln („Ole, Ole" rufen, in die Hände klatschen). Und es ist kaum zu glauben (Augen „aufreißen"). Der Spieler mit der Nummer 3 (drei mit den Finger zeigen) läuft von links nach rechts über das Spielfeld (Kopf von links nach rechts drehen) und schießt! Mist! (auf den Tisch hauen). Ecke!

Nach einer wunderbar ausgeführten Ecke steht es 1 : 0 für die Kümmelhaie nach einem Kopfball (Kopfball „gestikulieren") des Stürmers mit der Nummer 3 (drei mit den Fingern zeigen) namens Walter Kurz (mit den Daumen und Zeigefinger „kurz" gestikulieren).

Die Favoriten holen zum Gegenschlag aus, und die Spieler des VfL Knutsen 72 laufen (auf dem Boden laufen) zum gegnerischen Tor – Tor!!! (Arme nach oben heben)

Minute (auf die Uhr schauen und zeigen) 42. Was der Favorit bis dahin zeigt, ist eher mittelmäßig, aber der Außenseiter (nach hinten zeigen) ist heute in Top- Form (Daumen nach oben zeigen).

Halbzeit. Die Spieler verlassen den Platz, um etwas zu trinken (gemeinsam trinken).

Einige Spieler dehnen sich (Arme und Beine durchstrecken, Arme nach oben heben, Beine ausstrecken, Finger spreizen, Fäuste machen).

Weiter geht's …

Die zweite Halbzeit beginnt so, wie die erste geendet hat. Ohne Glanzleistungen der Favoriten. Einwurf für die Kümmelhaie (Einwurf gestikulieren). Fehlpass. Und die gegnerische Mannschaft hat den Ball. Die Spieler sind nicht in Form. Sie laufen von links nach rechts (auf der Stelle laufen). Doch da, unglaublich Walter Kurz (kurz mit Zeigefinger und Daumen gestikulieren) hat den Ball und sprintet (schnell laufen auf der Stelle) zum gegnerischen Tor. Unfassbar: 2 : 1 für den Außenseiter!

Minute 86 (auf die Uhr schauen und zeigen) … schafft der VfL Knutsen 72 noch den Ausgleich? Es schaut nicht danach aus (mit dem Kopf schütteln). Sie laufen (auf der Stelle laufen) von links nach rechts (von links nach rechts schauen) dem Ball (Ball mit den Händen gestikulieren) hinterher.

Soll es das jetzt gewesen sein? Nein! Foul! Strafstoß für den VfL.

Es wird nochmal spannend. Schafft der Stürmer mit der Nummer 7 den Ausgleich? Die Zuschauer stehen auf. (Wenn möglich, aufstehen – Oberkörper aufrichten – Arme nach oben heben – den Teilnehmern anpassen.)

… der Torwart hält!

Der Außenseiter schafft den Klassenerhalt, die Fans sind aus dem Häuschen („Ole, ole" rufen und in die Hände klatschen).

Der Schiedsrichter pfeift ab! (pfeifen). Es ist vorbei!

Die Favoriten lassen die Köpfe hängen (Kopf „hängen" lassen), und die Außenseite können ihr Glück kaum fassen!

■ **Allgemeinwissen**

Aus wie vielen Mannschaften bestehen 1. und 2. Bundesliga?
Lösung: 18

Aus wie vielen Mannschaften besteht die 3. Liga?
Lösung: 20

Was bedeutet „11er"?
Lösung: Strafstoß vom 11-Meter-Punkt aus

Wer oder was entscheidet, wer den Anstoß zu Spielbeginn hat?
Lösung: Die Münze

Welche Spielpositionen gibt es?
Lösung: Torhüter/Torwart, Verteidiger (links, rechts, innen, außen), Mittelfeldspieler (Sechser, Achter, Zehner), (Zentraler) Angreifer/Stürmer, Außenstürmer, Libero (Verteidiger ohne direkten Gegenspieler)

Was war das „Wunder von Bern"?
Lösung: Gewinn der Fußballweltmeisterschaft im Berner Wankdorf-Stadion am 4. Juli 1954 (Spielergebnis: 3 : 2) gegen die Favoriten Ungarn

Seit wann gibt es die Bundesliga?
Lösung: Saison 1963/64

Seit wann gibt es die Winterpause?
Lösung: Saison 1986/87

Wie oft wurde Deutschland Weltmeister?
Lösung: 4-mal

Wann wurde Deutschland Weltmeister?
Lösung: 1954, 1974, 1990, 2014

Was bedeutet die Abkürzung „DFB"?
Lösung: Deutscher Fußball-Bund

- **Wortfindung**
Fußball …
  Fußballspieler/in, Fußballstadion, Fußballtrikot, Fußballtor, Fußballrasen, Fußballfan, Fußballanhänger, Fußballmannschaft, Fußballakademie, Fußballtraining, Fußballliga, Fußballergebnis, Fußballplatz, Fußballweltmeister …

- **Formulieren**
  - Was ist ein Abseits?
  - Wann gibt es eine „Ecke"?

- **Rechenaufgabe**

**„Torschützenkönig"**
Anton hat 8 Tore geschossen.
Erwin hat 1 Tor geschossen.
Norbert hat 9 Tore geschossen.
Sascha hat 6 Tore geschossen.

Detlef hat 3 Tore geschossen.
Viktor hat 4 Tore geschossen.
Martin hat 7 Tore geschossen.
Karl hat 3 Tore geschossen und ein Eigentor, welches jedoch nicht mitgezählt wird.
Achim hat 14 Tore geschossen.
Peter hat 17 Tore geschossen.
Ralf, der Torwart, hat diese Saison kein Tor geschossen.
Wie viele Tore wurden insgesamt geschossen?
Lösung: 72

Spielvariante:
- Bei (möglicher) Überforderung stoppen und Zwischenergebnis nennen lassen.
- Nach jedem Satz die Anzahl der Tore nennen lassen, Ergebnis aufschreiben und später alle genannten Zahlen zusammenrechnen.

- **Wahrnehmung**
- Fußball im Kreis spielen
- Tor aus einem Schuhkarton aufstellen und den Ball hineinrollen lassen (auf dem Tisch) – oder aus einem großen Karton auf dem Boden

- **Merkfähigkeit**
Die Textzeilen sollen langsam vorgelesen werden. Die Teilnehmer können im Vorfeld darauf hingewiesen werden, dass Sie sich Namen und die passende Toranzahl dazu merken soll. Danach werden die unten stehenden Fragen gestellt (▶ „Torschützenkönig").

> Als Betreuer sollte man sich der Gruppe anpassen und gegebenenfalls nur Namen oder Tore merken lassen – und die Fragen anpassen.

**„Torschützenkönig":**
Anton hat 8 Tore geschossen.
Erwin hat 1 Tor geschossen.
Norbert hat 9 Tore geschossen.
Sascha hat 6 Tore geschossen.
Detlef hat 3 Tore geschossen.
Viktor hat 4 Tore geschossen.

Fragen:

Wer hat die meisten Tore geschossen?

Wer hat die wenigsten Tore geschossen?

Wer hat 4 (1, 3, 6, 8, 9) Tore geschossen?

Wie viele Tore hat Anton (Erwin, Norbert usw.) geschossen?

- **Spielkarten-Zuordnungsspiel**

Einfach größer kopieren, laminieren, und los geht's!

Die laminierten Kärtchen können unterschiedlich zugeordnet werden, z. B.:

- Die Kärtchen werden gemischt auf den Tisch gelegt, und die Teilnehmer sollen die Abkürzungen den aufgeschriebenen Bezeichnungen zuordnen.
- Die Kärtchen können auch als klassisches Frage/Antwort-Spiel genutzt werden. „Wofür steht die Abkürzung FSV?" (◘ Tab. 6.6)

## 6.5     Gruppenstunde: Geld

Der Mann galt in der Generation, die heute in unsere Senioreneinrichtungen zieht, als Ernährer, Familienoberhaupt. Der, der das Geld mit nach Hause bringt. Frauen waren meist für den Haushalt

◘ **Tab. 6.6** Liste zum Zuordnungsspiel „Abkürzungen"

| Abkürzung | Vollständiger Titel |
|---|---|
| VFL | Verein für Leibesübungen |
| ATUS | Arbeiter Turn- und Sportverein |
| CfB | Club für Ballspiele |
| FF | Fußballfreunde |
| FCR | Fußballclub Rasensport |
| VFB | Verein für Bewegungsspiele |
| FSV | Fußball- und Sportverein/Freie Sportvereinigung |
| BVB | Ballspiel Verein Borussia |
| SV | Sportverein |
| SpVgg | Sportvereinigung/Spielvereinigung |
| FCS04 | Fußballclub Schalke 1904 |
| FCK | Fußballclub Kaiserslautern |
| FCB | Fußballclub Bayern München |
| FCA | Fußballclub Augsburg |
| FCC | Fußballclub Carl Zeiss Jena |

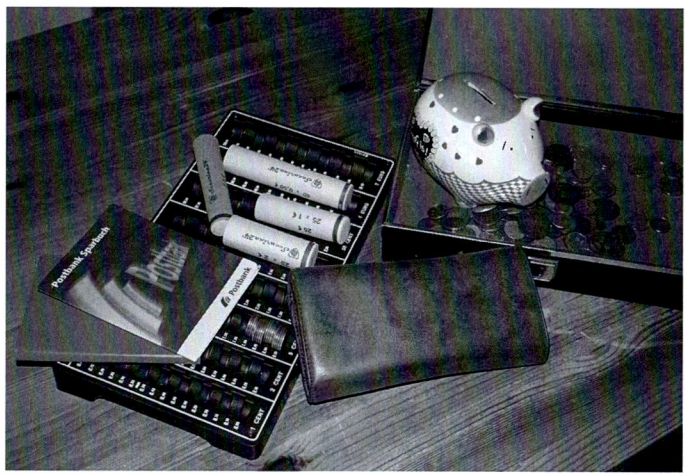

■ **Abb. 6.4** Geld

und die Kinder verantwortlich. Männer gingen arbeiten. Das Geld musste hart verdient werden. Eigenes Geld zu verdienen stärkte die Identität und zeigte, dass man in der Lage war, mit seinem körperlichen Einsatz und Wissen Leistung zu erbringen, um somit sich und seine Familie zu ernähren (■ Abb. 6.4).

**Materialvorschläge**
- (Zigarrenkiste mit) Münzen
- Sparschwein
- Zählbrett
- Portemonnaie
- Sparstrumpf
- Ausländische Münzen
- Sammlermünzen
- Bilder von alten Sparbüchern
- Münzen-Rollpapier
- Geldkassette

Die Beschäftigung mit der Biografie ist hier besonders wichtig. Nicht jeder, der sein erstes Geld verdient hat, tat dies mit Spaß und Freude. Oft musste ein Beruf ausgeübt werden, der nicht die erste Wahl war. So musste z. B. manchmal der Betrieb des Vaters übernommen werden, oder es gab zu der Zeit keine andere Möglichkeit, um Geld zu verdienen.

■ Tab. 6.7 zeigt den Ablaufplan für diese Gruppenstunde.

**Liedvorschläge**

- Ein Heller und ein Batzen (Volkslied)
- Taler, Taler du musst wandern (Volkslied)
- Was frag ich viel nach Geld und Gut (Volkslied)
- Was, du brauchst schon wieder Geld? (Rita Paul)
- Es geht besser, besser, besser (Caterina Valente und Silvio Francesco)
- Wenn du Glück hast, fallen 1000 Mark vom Himmel (Rudi Schuricke)
- Einmal um die ganze Welt, mit Taschen voll Geld (Karel Gott)
- Hey, hey Boss, ich brauch mehr Geld (Gunter Gabriel)
- Money, Money, Money (Abba)
- Ich wäre so gerne Millionär (Die Prinzen)

**Tab. 6.7** Ablaufplan für die Gruppenstunde zum Thema „Geld"

| Inhalt/Ablauf | Durchführung |
|---|---|
| Einstieg<br>Persönliche Begrüßung, ggf. mit Händedruck (individuell)<br>Nennung des Themas<br>Aufwecker: Anhören eines Liedes (▶ Auswahl Liedvorschläge) oder gemeinsames Singen | Heute geht es um das „liebe" Geld<br>Gemeinsames Singen, z. B. „Ein Heller und ein Batzen …"<br>Anhören eines Liedes aus den Liedvorschlägen, z. B. „Was, du brauchst schon wieder Geld" |
| Erinnerungen wecken<br>Zigarrenkiste mit Münzen (Kronen, Lire, Euro, Deutsche Mark, Drachmen, Franc, Gulden, Schilling usw.) | Den Hinweis geben, dass es sich teilweise um die Währung aus Ländern handelt, die ebenfalls den Euro eingeführt haben<br>Ein Teilnehmer nimmt sich eine Münze und benennt, woher diese kommt |
| Biografische Fragen | Kennen Sie die Umrechnung von D-Mark in Euro?<br>Wissen Sie, wann der Euro eingeführt wurde?<br>In welchen Ländern zahlt man heute mit dem Euro? Können Sie diese benennen?<br>Hatten Sie am Anfang Probleme beim Umrechnen?<br>Haben Sie Münzen gesammelt?<br>Wissen Sie noch, was Sie als Erstes mit dem Euro bar bezahlt haben?<br>Seit wann zahlt man mit Münzen?<br>Wissen Sie noch, was Sie sich von Ihrem ersten Lohn gekauft haben?<br>Haben oder hatten Sie eine Spardose?<br>Haben Sie Kleingeld gesammelt, z. B. in einem Glas? |

**◻ Tab. 6.7** (Fortsetzung)

| Inhalt/Ablauf | Durchführung |
|---|---|
| Ressourcenförderung/-erhaltung | Euros/Cents in eine Spardose werfen und mitzählen |
| Alltagskompetenzen | „Kopf oder Zahl" spielen |
| Fein- und Grobmotorik | Euros/Cents in Rollpapier einrollen |
| Entscheidungen treffen | Euros/Cents auf Zählbrett einsortieren |
| Wissen abrufen | Ungültige Währung von aktueller Währung sortieren (ungültig: Lire – gültig: Kronen) |
| Wortschatz | |
| Kommunikation anregen | Wörter suchen, die das Wort Münze enthalten |
| | Worin wird Geld gespart? |
| | Woraus bestehen Münzen? |
| | Wie werden Münzen noch genannt? |
| | Seit wann gibt es den Euro? |
| | Synonyme für Geld (Mäuse, Knete, Zaster, Kohle, Frösche usw.) |
| Gefühle, Werte – Einbeziehung der persönlichen Erfahrungen | Wissen Sie noch, was Sie sich von Ihrem ersten selbstverdienten Geld gekauft haben? |
| | Hätten Sie lieber die Deutsche Mark behalten? |
| | Hat Geld eine große Rolle in Ihrem Leben gespielt? |
| | Waren Sie sparsam? |
| | Haben Sie noch weitere Währungsumstellungen erlebt? |
| | Hatten Sie ein Sparschwein? Oder worin haben Sie ihr Geld gespart? |
| | Wenn Sie ins Ausland gefahren sind, haben Sie Ihr Geld schon vorher oder vor Ort gewechselt? |
| | Haben Sie Taschengeld bekommen? |
| | Wurden Sie mit Geld belohnt, z. B. bei guten Noten? |
| | Konnten Sie Ihrer Meinung nach gut mit Geld umgehen? |
| | Hat Ihre Frau das Geld zu Hause verwaltet? |
| | Gab es eine Haushaltskasse? |
| Abschluss | Sprichwörter ergänzen – Anfang oder Ende des Sprichwortes vorlesen und ergänzen lassen |
| Sprichwörter ergänzen | |
| Witz oder Gedicht vorlesen | Verdrehte Sprichwörter – einzelne Wörter in einem Sprichwort weglassen |
| Persönliche Verabschiedung | Gemeinsam die Münzen in die Zigarrenkiste einräumen |

- **Weitere Übungen zur Ressourcenförderung/-erhaltung**
- ■ **Motorik**
- Münzen kreiseln lassen
- Münzen nach Größe stapeln

■ ■ **Allgemeinwissen**

Mit welcher Währung zahlt man in Amerika?
- Kronen
- Euro
- Dollar (Lösung)

Wie viele Euro sind 2 D-Mark?
- 2 Euro
- 2,22
- 1,96 (Lösung)

In welchen der folgenden Länder zahlt man mit Kronen?
- Schweiz
- Dänemark (Lösung)
- Frankreich

Was ist Primitivgeld?
- Vormünzliches/traditionelles Zahlungsmittel, bevor es Münzen gab (Lösung)
- Der Euro wird umgangssprachlich Primitivgeld genannt
- Primitivgeld ist ein anderes Wort für Taschengeld, ausschließlich für Kinder unter 10 Jahren

- **Wortfindung**

Geld ...

    Geldbeutel, Geldgeber, Taschengeld, Wohngeld, Lösegeld, Geldautomat, Geldbörse, Geldfluss, Geldwäsche, Geldtransporter, Geldkassette, Krankengeld, Geldstück, Geldbetrag, Geldschein, Reisegeld, Arbeitslosengeld, Bußgeld, Geldnot, Kopfgeld

- **Rechenaufgabe**

Herr Weber möchte seinen Gartenzaun streichen. Dafür muss er in den Baumarkt. Zu Hause macht er sich eine Liste mit Utensilien, um ungefähr zu wissen, wie viel Geld er mitnehmen muss.

    Er benötigt einen Lackpinsel für 4,50 €, einen Farbeimer für 8 €. Dazu kommen noch Handschuhe für 3 € und eine Abdeckplane für den Boden, damit seine Frau nicht meckert, falls er mit der Farbe tropfen sollte. Diese kostet 12 €. Er rundet am Ende seinen Betrag auf, um auf Nummer Sicher zu gehen.

Wie viel Geld muss Herr Weber mitnehmen?
Lösung: (27,50 €). Er nimmt 30 € mit.

■ ■ **Spielvariante**

━ Bei (möglicher) Überforderung stoppen und Zwischenergebnis nennen lassen.

━ Nach jedem Satz die Anzahl der Personen nennen lassen,
Ergebnis aufschreiben und später alle genannten Personen/
Zahlen rechnen.

---

**Sprichwörter**

━ Jede Münze hat zwei Seiten.

━ Geld allein macht nicht glücklich.

━ Geld stinkt nicht.

━ Geld regiert die Welt.

━ Bei Geld hört die Freundschaft auf.

━ Die besten Dinge im Leben sind die, die man nicht für Geld
bekommt.

---

■ **Wahrnehmung**

Acht unterschiedliche (Größe, Form, mit Loch usw.) Münzpärchen
in einen kleinen Stoffbeutel legen.

Ziel: Jeweils ein Pärchen erfühlen und rausnehmen.

Der Schwierigkeitsgrad kann durch die Anzahl der Münzen verändert werden.

Bei Bedarf nur ein Münzpärchen in einen kleinen Stoffbeutel
legen und den Rest mit anderen Gegenständen füllen, etwa mit
Korken, Knöpfen usw. Ziel: Die Münzen erfühlen und aussortieren.

■ **Merkfähigkeit**

Materialien auf den Tisch legen, anschauen lassen und danach abdecken. Nach einer kurzen Zeit gemeinsam erinnern, was unter der
Decke liegt (in der Zwischenzeit Musik hören, Quizfragen beantworten o.Ä.).

■ **Gedicht**

Das Geld! Das Geld! Es ist der Teufel,
Ein Kind der Hölle sicherlich,
Ein Fluch der Menschheit ohne Zweifel,
Denn jeder will es nur für sich.
Das Geld ist Gift, gefährlich immer,

Ein großes Übel früh und spät,
Eins nur weiß ich, das noch schlimmer
Und das ist: wenn man keines hat!

(Autor: Unbekannt; Quelle: Aus den Fliegenden Blättern, erschienen 1845–1928 bei Braun & Schneider, München)

▪ **Lied**

**Ein Heller und ein Batzen**
Ein Heller und ein Batzen,
Die waren beide mein, ja mein,
Der Heller ward zu Wasser,
Der Batzen ward zu Wein, ja Wein.
Heidi, heido, heida,
Heidi, heido, heida,
Heidi, heido, heida
Ha ha ha ha ha ha ha,
Heidi, heido, heida,
Heidi, heido, heida,
Heidi, heido, heida.

Die Wirtsleut und die Mädel,
Die rufen beid: „Oh weh! Oh weh!",
Die Wirtsleut, wenn ich komme,
Die Mädel, wenn ich geh, ja geh.
Heidi, heido, heida,
Heidi, heido, heida,
Heidi, heido, heida
Ha ha ha ha ha ha ha,
Heidi, heido, heida,
Heidi, heido, heida,
Heidi, heido, heida.

Meine Strümpf[1] die sind zerrissen,
Mein Stiefel[2] sind entzwei, entzwei,
Und draußen auf der Heiden,
Da singt der Vogel frei, ja frei.

---

1   Oder: Stiefel
2   Oder: Schuhe

Heidi, heido, heida,
Heidi, heido, heida,
Heidi, heido, heida
Ha ha ha ha ha ha ha,
Heidi, heido, heida,
Heidi, heido, heida,
Heidi, heido, heida.

Und gäb's kein Landstraß nirgend,
Da säß ich still zu Haus, ja Haus,
Und gäb's kein Loch im Fasse,
Da tränk ich gar nicht draus, ja draus.
Heidi, heido, heida,
Heidi, heido, heida,
Heidi, heido, heida
Ha ha ha ha ha ha ha,
Heidi, heido, heida,
Heidi, heido, heida,
Heidi, heido, heida.

Das war 'ne wahre Freude,
Als ihn der Herrgott schuf, ja schuf,
Ein Kerl wie Samt und Seide,
Nur schade, daß er suff, ja suff.
Heidi, heido, heida,
Heidi, heido, heida,
Heidi, heido, heida
Ha ha ha ha ha ha ha,
Heidi, heido, heida,
Heidi, heido, heida,
Heidi, heido, heida.

(Text: Albert von Schlippenbach [1800–1886], 1830)

Sollte die Melodie nicht bekannt sein, fragen Sie bei Ihren Senioren nach. In den meisten Fällen können diese Ihnen weiterhelfen und anstimmen.

## 6.6    Gruppenstunde: Jagd

Das Jagen und Sammeln gehört zur Menschheit. Besonders das Jagen ist eine typische männliche Tätigkeit. Die Jagd zählt zum Handwerk und „Jäger" ist ein Ausbildungsberuf. Das Jagen finden wir jedoch auch im Freizeitbereich, und dort finden wir meist männliche Interessenten (◘ Abb. 6.5).

**Materialvorschläge**
- Bilder von Waldtieren (Wildschwein, Reh, Hirsch, Fasan, Hase usw.)
- Fuchs-/Entenflöte
- Fernglas
- Horn
- Hut
- Jagdtrophäen
- Jagdhut
- Bilder von Hunden
- (Kunst-)Fell

Das Pflegepersonal sollte auf Vorlieben und Abneigungen achten. Man kann mit dem Thema „Jagd" auf große Abneigung der Gruppenteilnehmer stoßen. Biografische Kenntnisse sind von großer Bedeutung!

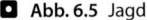 **Abb. 6.5** Jagd

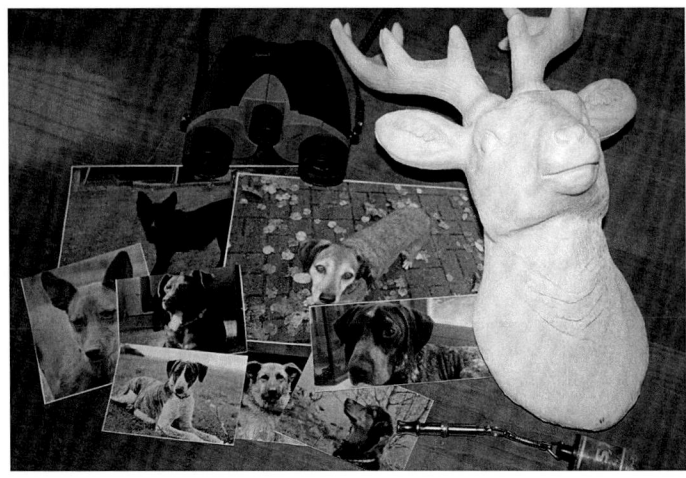

◘ Tab. 6.8 zeigt den Ablaufplan der Gruppenstunde.

| ◘ **Tab. 6.8** Ablaufplan für die Gruppenstunde zum Thema „Jagd" | |
|---|---|
| **Inhalt/Ablauf** | **Durchführung** |
| Einstieg | Heute geht es um rund um die Jagd |
| Persönliche Begrüßung, ggf. mit Händedruck (individuell) | Gemeinsam das Lied hören/singen „Ein Jäger aus Kurpfalz" |
| Nennung des Themas | |
| Aufwecker: Anhören eines Liedes (▶ Auswahl Liedvorschläge) oder gemeinsames Singen | |
| Erinnerungen wecken | Die unterschiedlichen Materialen auf den Tisch legen und betrachten. Die Verwendung nennen (wenn möglich) |
| | Die Materialien in die Hand nehmen, fühlen lassen – ein „Be-greifen" ermöglichen |
| Biografische Fragen | Waren Sie schon mal auf der Jagd? |
| | Was wurde gejagt? |
| | Wo wurde gejagt? |
| | Wurde ein Tier erlegt? |
| | Mit wem waren Sie auf der Jagd? |
| | Was ist mit dem toten Tier passiert? |
| Ressourcenförderung/-erhaltung | Pfeifen lassen |
| Alltagskompetenzen | „Nennen Sie …" (siehe unten) |
| Fein- und Grobmotorik | Wahr oder falsch? |
| Entscheidungen treffen | Alle Tiere dürfen gejagt werden. – Falsch |
| Wissen abrufen | Wer jagen will, benötigt einen Hund. – Falsch |
| Wortschatz | Unerlaubtes Jagen nennt sich Wilderei. – Richtig |
| Kommunikation anregen | Jedes Wild darf zu jeder Jahreszeit gejagt werden. – Falsch |
| Zungenbrecher | Wer jagen will, benötigt einen Jagdschein. – Richtig |
| | Jagen wird auch Waidwerk genannt. – Richtig |
| Gefühle, Werte – Einbeziehung der persönlichen Erfahrungen | Wie denken Sie über die Jagd als Hobby? |
| | Was denken Sie über Wilderei? |
| | Sollten mehr Menschen jagen und nicht auf das reichhaltige Angebot im Supermarkt zurückgreifen? |
| | Wann wurde bei Ihnen Wildfleisch zubereitet? |
| | Wer hat das Fleisch zubereitet? |
| | Wie wurde Wildfleisch bei Ihnen zubereitet? |
| Abschluss | Sprichwörter ergänzen – Anfang oder Ende des Sprichwortes vorlesen und ergänzen lassen |
| Sprichwörter ergänzen | |
| Witz oder Gedicht vorlesen | Verdrehte Sprichwörter – einzelne Wörter in einem Sprichwort weglassen |
| Persönliche Verabschiedung | |

### Redewendungen/Sprichwörter

- Jemandem auf den Leim gehen
- Vor die Flinte laufen
- Ein alter Hase sein
- Jemanden aufs Korn nehmen
- Wissen, wie der Hase läuft
- Sein Pulver verschossen haben
- Einen Bock geschossen
- Die Flinte ins Korn werfen
- Sich mit fremden Federn schmücken
- Aufpassen wie ein Schießhund
- Die Löffel spitzen
- Von etwas Wind bekommen
- Viele Jäger (Hunde) sind des Hasen Tod
- Jagd ohne Hund ist Schund

**Jägerweisheit**

Horrido und Waidmannsheil
ein Furz ist kein geschärfter Pfeil
sonst hätten manche Waidgenossen
die Ehefrau im Bett erschossen

(Quelle unbekannt)

Zungenbrecher:
Jonas jammert jedes Jahr auf der Jagd, auf der Jagd jedes Jahr jammert Jonas.
Julius und Julia jubeln und jauchzen auf der Jagd, auf der Jagd jauchzen und jubeln Julia und Julius.

### Liedvorschläge

- Ein Jäger aus Kurpfalz (Volkslied)
- Jägerlied (Mit Tränen sprach mein junges Weib, früh morgens, als es tagt) (Volkslied)
- Auf, auf zum fröhlichen Jagen (Volkslied)
- Es war einmal ein Jäger (Katja Ebstein – Schlager)
- Im Wald und auf der Heide (Volkslied)
- Ja grün ist die Heide (Volkslied)

■ **Liedtext**

**Ein Jäger aus Kurpfalz**

Ein Jäger aus Kurpfalz,
der reitet durch den grünen Wald
und schießt sein Wild daher,
gleich wie es ihm gefällt.
Ju ja, ju ja! Gar lustig ist die Jägerei
allhier auf grüner Heid.

Auf sattelt mir mein Pferd
und legt darauf den Mantelsack,
so reit ich weit umher
von Jäger von Kurpfalz.
Ju ja, ju ja! Gar lustig ist die Jägerei
allhier auf grüner Heid.

Hubertus auf der Jagd,
der schoß ein' Hirsch und einen Has';
er traf ein Mägdlein an,
und das war achtzehn Jahr.
Ju ja, ju ja! Gar lustig ist die Jägerei
allhier auf grüner Heid.

Des Jägers seine Lust
das hat der Herr noch nicht gewußt
wie man das Wildbrett schießt:
man schießt es in die Bein.
Ju ja, ju ja! Gar lustig ist die Jägerei
allhier auf grüner Heid.

Jetzt geh ich nicht mehr heim,
bis daß der Kuckuck kuckuck schreit,
er schreit die ganze Nacht
allhier auf grüner Heid.
Ju ja, ju ja! Gar lustig ist die Jägerei
allhier auf grüner Heid.

(Melodie und Verfasser unbekannt)

■ **Witz**

Die junge Jägersfrau serviert stolz ihren ersten gebratenen Fasan.
„Sieht ja herrlich aus, womit hast Du ihn gefüllt?" „Gefüllt?? – Der
war doch gar nicht leer!" (Quelle: unbekannt)

■    **Weitere Übungen zur Ressourcenförderung/-erhaltung**

■ ■ **Allgemeinwissen**

Nennen Sie …

Nennen Sie fünf Tiere zum Verzehr gejagt werden
Bsp.: Wildschweine, Hirsche, Rehe, Fasan, Hasen, Enten

Nennen Sie vier Materialien, die von erlegten Tieren stammen und
weiterverwendet werden
Bsp.: Fleisch, Zähne, Haare, Fell, Knochen, Haut

Nennen Sie drei Jagdformen
Bsp.: Ansitzjagd, Pirsch, Suchjagd, Treibjagd, Tierfallen, Lockjagd

Nennen Sie zwei Tiere, die bei der Jagd eingesetzt werden
Bsp.: Frettchen, Hunde, Falken

Nennen Sie eine Hunderasse, die bei der Jagd gerne einsetzt wird
Bsp.: Terrier, Beagle, Dackel, Setter, Teckel, Bracke

Zusatzfrage: In welche Kategorien werden die Hunde bei der Jagd
eingeteilt?
Vorstehhunde, Apportierhunde, Stöberhunde, Schweißhunde,
Jagende Hunde, Erdhunde

■    **Wortfindung**

■ ■ **Anagramm**

JAGDFERNGLAS
    Jagd, Fern, Glas, Gern, Gen, Rad, Ader, Lager, Regal, Als, Garn,
Arne, Frage, Rage, Jade, Ade, Gras, Gag, Sarg, Ran, Ragen, Sagen,
Saage, Rang, Flagge, Lage, Alge, Laden, Laser, Faser, Fasan, Arsen,
Land, Sand

■ ■ **Wortfindung**

Jagd …
    Jagdhund, Treibjahr, Schleppjagd, Jagdfernglas, Jagdruf, Jagdhof,
Balzjagd, Bärenjagd, Jagdhorn, Jagdrevier, Jagdschloss, Großwild-
jagd, Verfolgungsjagd, Jagdschein

■    **Rechenaufgabe**

Gruppenfoto der treuen Jagdbegleiter!
    Was ein Gewusel. Überall die Hunde. Ob der Fotograf es wohl
dieses Mal schafft, alle auf ein Foto zu bekommen? Er beginnt zu
zählen, um sie im Anschluss aufzustellen.

4 Teckel, 7 Dackel, 13 Beagle, 1 Bracke, 9 Terrier und 2 Setter.
Wie viele Hunde hat der Fotograf gezählt … wenn er sich nicht verzählt hat?
Lösung: 36 Hunde!

- **Wahrnehmung**
– Jagdlieder hören
– (Kunst-)Fell fühlen

- **Merkfähigkeit**
Materialien auf den Tisch legen, anschauen lassen und danach abdecken. Nach einer kurzen Zeit gemeinsam erinnern, was unter der Decke liegt (in der Zwischenzeit Musik hören, Quizfragen beantworten o.Ä.).

■■ **Merktext**
**Die Jagdhunde**
– Teckeldame Tina
– Dackeldame Doris
– Beaglerüde Bernd
– Setterdame Saskia
– Terrierrüde Timo

Fragen:
– Wie viele Hundedamen gibt es? Wie viele Rüden gibt es?
– Wie heißt die Teckeldame (Dackeldame, Setterdame)?
– Wie heißt der Beaglerüde (Terrierrüde)?

## 6.7    Gruppenstunde: Vereine

Vereinsleben: Ob Schützen, Angler, Fußballer, Tierzüchter – oder der Kleingartenverein. Vereinsleben gehört in vielen Familien zum festen Bestandteil. Früher und heute wird sich unter Gleichgesinnten getroffen. Gewetteifert, geklönt, sich ausgetauscht. Das Miteinander steht im Vordergrund, gemeinsame Interesse und regelmäßige Treffen mit Gleichgesinnten. Jedes Mitglied im Verein hat seine Aufgabe. Ob im Vorstand oder als Mitglied. Es gibt feste Strukturen, Satzungen und Regeln, an die sich jeder halten muss (◘ Abb. 6.6).

> **Materialvorschläge**
> - Wimpel von Vereinen
> - Medaillen, Pokale
> - Verschiedene Vereinsabzeichen
> - Beliebige Satzung eines Vereins (z. B. Kleingarten, Sportverein)
> - Ehrennadel
> - Vereinslogos

Dieses Thema ist sehr umfassend, bei Bedarf kann man auch mehrere Stunden mit diesem Thema füllen und unterschiedliche Vereine „bearbeiten".

◘ Tab. 6.9 zeigt den Ablaufplan für die Gruppenstunde.

▪ **Weitere Übungen zur Ressourcenförderung/-erhaltung**
▪▪ **Allgemeinwissen**

Richtig oder falsch:

1. Vereine werden immer beliebter. Es gibt heute mehr Vereine als in den 70ern.
Richtig! Nur die Mitgliederzahlen werden weniger.

2. Als Verein benötigt man eine Vereinssatzung.
Richtig! Es gibt nur einige Punkte, die in jedem Fall enthalten sein müssen, wie z. B. Name, Sitz, Rechtsform.

3. Man benötigt mindestens sieben Personen für eine Vereinsgründung.
Falsch! Es reichen zwei Personen aus. Auf Dauer benötigt man jedoch mindestens drei Mitglieder.

4. Ein Verein muss im Vereinsregister eingetragen sein.
Falsch! Auch ohne Eintrag im Vereinsregister ist ein Verein handlungsfähig und eingetragenen Vereinen gleichgestellt.

5. Ein Verein benötigt zwingend einen Vorstand.
Richtig! Er ist ohne Vorstand nicht handlungsfähig. Es benötigt mindestens eine Person als Vorstand.

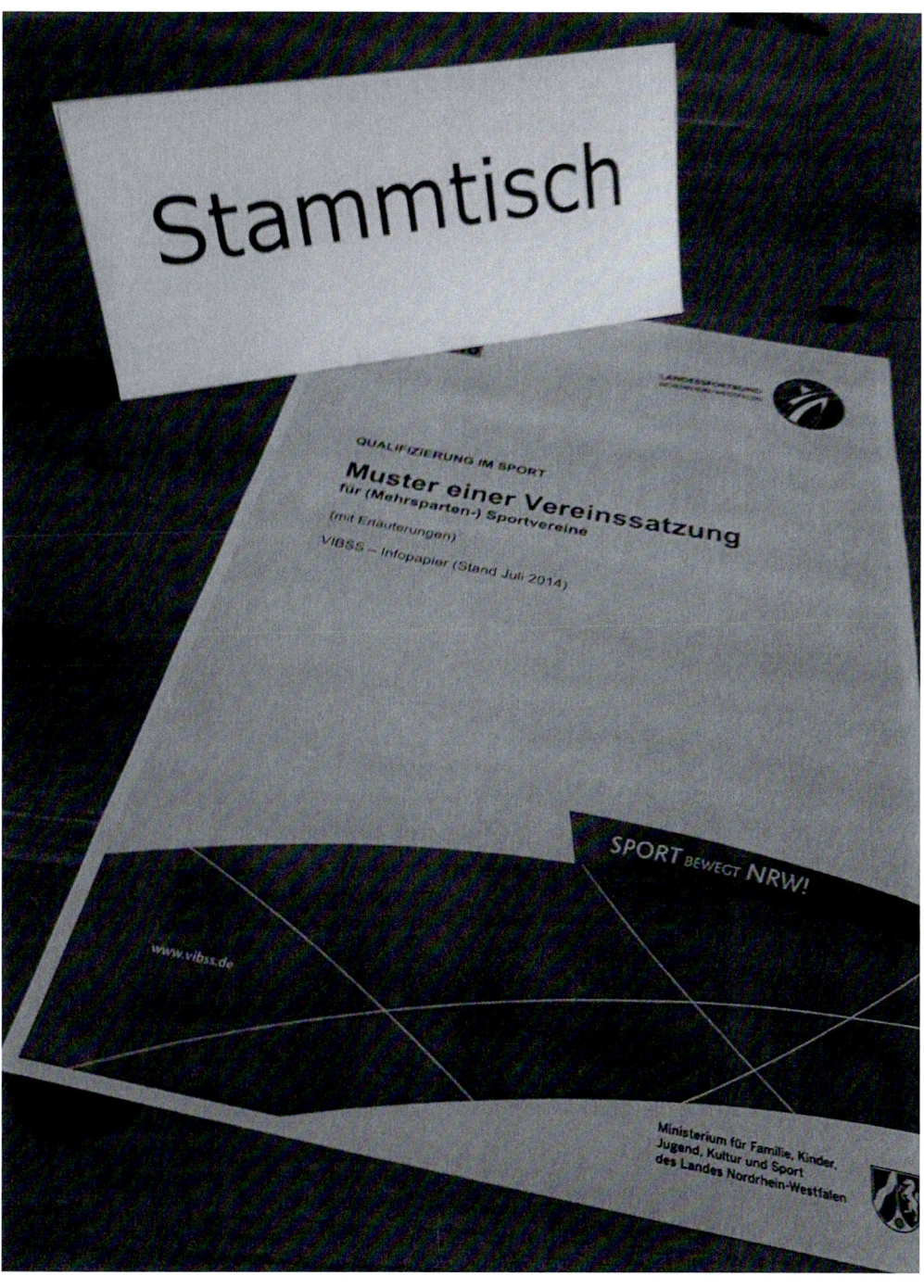

◨ **Abb. 6.6**    Vereinsleben

**◘ Tab. 6.9** Ablaufplan für die Gruppenstunde zum Thema „Vereine"

| Inhalt/Ablauf | Durchführung |
|---|---|
| Einstieg<br><br>Persönliche Begrüßung, ggf. mit Händedruck (individuell)<br><br>Nennung des Themas<br><br>Aufwecker: Gedicht vorlesen | Heute geht es um das Thema „Vereine"<br><br>Gedicht: „Auch ein Verein" von Anastasius Grün<br><br>Welche unterschiedlichen Vereine kennen Sie? |
| Erinnerungen wecken<br><br>Vereinslogos, Wimpel, Medaillen (▶ Materialienliste) | Materialien auf den Tisch legen. Benennen lassen |
| Biografische Fragen | Waren Sie in einem Verein Mitglied? Wenn ja, in welchem?<br><br>Welche Aufgabe hatten Sie im Verein?<br><br>Haben Sie sich regelmäßig mit anderen Vereinsmitgliedern getroffen?<br><br>Gab es einen festen Wochentag, der im Zeichen des Vereins stand?<br><br>Waren nur Sie oder auch Ihre Frau/Kinder im Verein? |
| Ressourcenförderung/-erhaltung<br><br>Fein- und Grobmotorik<br><br>Entscheidungen treffen<br><br>Wissen abrufen<br><br>Wortschatz<br><br>Kommunikation anregen | Schreiben einer eigenen Satzung für das Gruppenangebot (ggf. schreibt ein Teilnehmer oder die Gruppenleitung unter Anleitung der Gruppenteilnehmer)<br><br>Was bedeutet die Abkürzung „e.V."?<br><br>Wie viele eingetragene Vereine gibt es in Deutschland? (ca. 600.000)<br><br>Welche zwei Organe sind für einen Verein vorgeschrieben? (Vorstand und Mitglieder) |
| Gefühle, Werte – Einbeziehung der persönlichen Erfahrungen | Wie haben Sie Vereinsleben erlebt?<br><br>Welches Gefühl vermittelt für Sie Vereinsleben?<br><br>Haben Sie sich die Mitgliedschaft selbst ausgesucht?<br><br>Wie lange waren Sie im Verein oder sind Sie immer noch im Verein?<br><br>Gab es auch mal anstrengende Zeiten im Verein?<br><br>Haben sich alle Mitglieder immer gut miteinander verstanden?<br><br>Gab es ein Vereinsheim?<br><br>Wenn Sie kein Vereinsmitglied mehr sind, warum sind Sie ausgetreten? |
| Abschluss<br><br>Gedicht vorlesen<br><br>Persönliche Verabschiedung | Gedicht: „Das Mitglied" von Theobald Tiger (Kurt Tucholsky) |

■ ■ **Wortfindung**

Verein …

Vereinsleben, Vereinssatzung, Vereinsheim, Kanuverein, Schwimmverein, Fußballverein, Tierschutzverein, Vereinsvorstand, Schützenverein, Kleingartenverein, Förderverein, Vereinsmitglied

■ ■ **Rechenaufgabe „Herr Meier und die Mitgliederanträge"**

Heute ist Mittwoch, und Herr Meier bearbeitet wieder die An- und Abmeldungen des neu gegründeten Sportvereins „Das Runde muss ins Eckige". Aktuell sind 100 Personen im Verein eingetragen. Er hat vier ausgefüllte Anträge in seinem Postfach. Familie Korte mit sieben Personen, Herr Schulz mit seiner Frau, Herr Peters und Familie Montag, bestehend aus vier Personen, möchten in den Verein eintreten.

Leider befinden sich neben den zahlreichen Anmeldungen auch Abmeldungen in seinem Postfach. Familie Wurst mit drei Personen und Herr Käfer haben kein Interesse mehr.

Über wie viele Vereinsmitglieder darf sich Herr Meier jetzt freuen?

Lösung: 110!

Spielvariante:

– Bei Überforderung stoppen und Zwischenergebnis nennen lassen.
– Nach jedem Satz die Anzahl der Personen nennen lassen, Ergebnis aufschreiben und später alle genannten Personen/Zahlen rechnen.

■ **Wahrnehmung**

Die o.g. Materialien in die Hand nehmen/geben und beschreiben lassen. Ob schwer, leicht, weich, hart, warm, kalt usw.

■ **Merkfähigkeit**

Die Materialien anschauen lassen und dann unter einem Tuch o.Ä. verstecken (in der Zwischenzeit Quizfragen beantworten, Gedicht vorlesen, Wortfindungsübung o.Ä.). Gemeinsam erinnern, welche Materialien sich unter dem Tuch befinden.

■ **Bewegungsübungen**

Hier eignen sich diverse Bewegungsspiele, wie z. B. Fußball spielen mit einem Softball oder Luftballon oder Kegeln. Sind keine Kegel vorhanden, können diese auch selbst hergestellt werden, und zwar aus folgenden Materialien:

– Blickdichte PET-Flasche, 1,5 l (Anzahl: 1–9, so viele Sie benötigen)
– Vogelsand
– Waage
– Trichter

Die leeren PET-Flaschen werden auf eine Haushaltswaage gestellt. Der Trichter wird in die Öffnung gestellt und dann mit dem Sand befüllt. Erfahrungsgemäß werden pro Flasche ca. 300 g Sand benötigt. Danach die Flasche fest verschließen. Fertig ist der Kegel (■ Abb. 6.7).

⬛ **Abb. 6.7**  Selbst gebaute Kegel

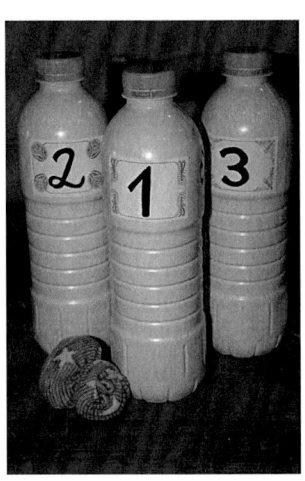

Männliche Bewohner können, wenn es nicht möglich ist, den Sand selbst einzufüllen, die Kontrollaufgabe übernehmen und Ihnen ein Zeichen geben, wann die gewünschte Grammzahl an Sand erreicht sind.

Die Flasche kann im Vorfeld natürlich noch farblich gestaltet werden, beispielsweise mit Aufklebern, die auch selbst gestaltet werden können, etwa aus selbstklebenden Etiketten. Acrylfarben eignen sich z. B. in dem Fall nicht, da diese nicht auf Plastikflaschen halten.

■  **Gedichte**

**Auch ein Verein**
Fünf Kunstjünger
Sind deine Finger,
Gar feine, gescheidte
Manierliche Leute,
Gelehrig und biegsam,
Gefällig und schmiegsam,
Der Arbeit zu dienen
Ein schöner Verein,
Ob jeder von ihnen
Auch für sich allein.

Doch wenn sie sich rotten
Und ballen zum Knäuel,
Der Sitte zu spotten,
Der Satzung und Regel;
Dann wird draus, – o Gräuel,

Vor dem dir graust!
Ein grober Flegel:
Die Faust!

(Anastasius Grün, 1808–1876)

### Das Mitglied

In mein' Verein bin ich hineingetreten,
weil mich ein alter Freund darum gebeten,
ich war allein.
Jetzt bin ich Mitglied, Kamerad, Kollege –
das kleine Band, das ich ins Knopfloch lege,
ist der Verein.

Wir haben einen Vorstandspräsidenten
und einen Kassenwart und Referenten
und obendrein
den mächtigen Krach der oppositionellen
Minorität, doch die wird glatt zerschellen
in mein' Verein.

Ich bin Verwaltungsbeirat seit drei Wochen.
Ich will ja nicht auf meine Würde pochen –
ich bild mir gar nichts ein …
Und doch ist das Gefühl so schön, zu wissen:
sie können mich ja gar nicht missen
in mein' Verein.

Da draußen bin ich nur ein armes Luder.
Hier bin ich ich – und Mann und Bundesbruder
in vollen Reihn.
Hoch über uns, da schweben die Statuten.
Die Abendstunden schwinden wie Minuten
in mein' Verein.

In mein' Verein werd ich erst richtig munter.
Auf die, wo nicht drin sind, seh ich hinunter –
was kann mit denen sein?
Stolz weht die Fahne, die wir mutig tragen.
Auf mich könn' Sie ja ruhig „Ochse" sagen,
da werd ich mich bestimmt nicht erst verteidigen.

Doch wenn Sie mich als Mitglied so beleidigen … !
Dann steigt mein deutscher Gruppenstolz!

Hoch Stolze-Schrey! Freiheit! Gut Holz!
Hier lebe ich.
Und will auch einst begraben sein
in mein' Verein.

(Kurt Tucholsky alias Theobald Tiger, 1890–1935)

## 6.8 Gruppenstunde: Bildungsweg

Schulzeit, Lehre/Ausbildung oder Studium: Einen Bildungsweg finden wir in den meisten Biografien der zu Betreuenden. Neben der Schulzeit bildet der weitere Bildungsweg häufig die Grundlage für das weitere Berufsleben (■ Abb. 6.8).

**Materialvorschläge**
- Hefte
- Lederranzen
- Griffelkasten
- Zeugnisheft
- Lineal
- Brotdose
- Schulbücher
- Tafel und Kreise
- Füller
- Abakus (Rechenrahmen)

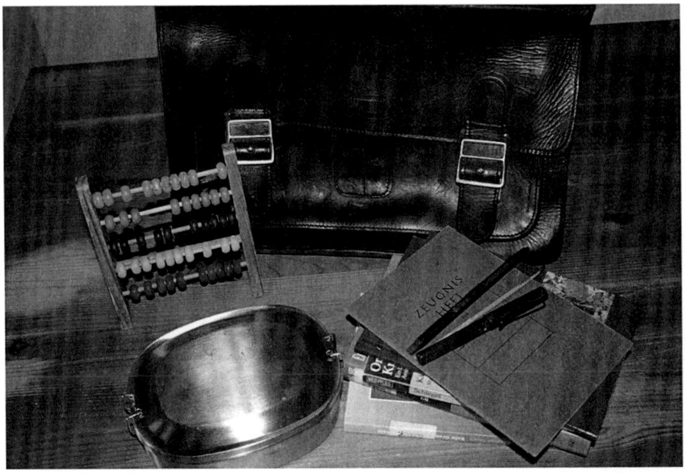

■ **Abb. 6.8** Bildungsweg

Sollten Sie nicht auf alle Materialien zurückgreifen können, können Sie auch laminierte Bilder nutzen. Wenn Sie Teilnehmer in Ihrer Gruppe haben, die nicht studiert haben oder gerne studiert hätten, es aber nicht konnten, lassen Sie die Fragen bezüglich Studium aus.

◘ Tab. 6.10 zeigt den Verlaufsplan dieser Gruppenstunde.

▪ **Liedertext**

**Altes Lernlied**
A B C D E F G
H I J K L M N O P
O R S T U V W
X Ypsilon Z O Weh
kann nicht lernen das ABC

> **Liedvorschläge**
> ━ Ich geh noch zur Schule und hab keine Zeit (Manuela Laempel)
> ━ Nie mehr Schule (Falco)
> ━ Hurra, hurra die Schule brennt (Extrabreit)
> ━ School (Supertramp)
> ━ School Days (Musical)

▪ **Weitere Übungen zur Ressourcenförderung/-erhaltung**
▪ ▪ **Fritzchenwitze**

━ Fritzchen soll bis 10 zählen. „1, 2, 3, 4, 5, 7, 8, 9, 10." „Aber wo ist denn die 6", fragt die Lehrerin. Fritzchen: „Na in meinem Zeugnis."

━ „Welcher Vogel baut kein Nest?", fragt der Lehrer. Fritzchen meldet sich und sagt: „Der Kuckuck." „Richtig", sagt der Lehrer. „Und warum nicht?", fragt er Fritzchen. „Weil er in einer Uhr wohnt."

━ Sagt Fritzchen zu seiner Mutter: „Du kannst die Eisenbahn von meinem Wunschzettel streichen, ich habe gestern eine im Schrank gefunden."

━ Fritzchen kommt von der Schule und sagt zu seiner Mutter: „Ich habe mich heute als Einziger gemeldet." Fragt die Mutter: „Bei was denn?" Antwortet Fritzchen: „Wer heute die Mathehausaufgaben vergessen hat."

◘ **Tab. 6.10** Verlaufsplan für die Gruppenstunde mit dem Thema „Bildungsweg"

| Inhalt/Ablauf | Durchführung |
|---|---|
| Einstieg | Heute geht es um das Thema „Bildungsweg – Schule, Lehre, Studium" |
| Persönliche Begrüßung, ggf. mit Händedruck (individuell) | Gedicht: „Erster Schulgang" von Jakob Julius David |
| Nennung des Themas | |
| Aufwecker: Gedicht vorlesen | |
| Erinnerungen wecken | Materialien auf den Tisch legen und benennen lassen |
| Vereinslogos, Wimpel, Medaillen (▶ Materialienliste) | |
| Biografische Fragen | Wann wurden Sie eingeschult? |
| | Kennen Sie den Namen ihrer Schule? |
| | Wie viele Schüler waren Sie in einer Klasse? |
| | Sind Sie gerne zur Schule gegangen? |
| | Erinnern Sie sich, wie lange Sie zur Schule gegangen sind? |
| | Erinnern Sie sich, wie lange Ihre Ausbildung/Studium dauerte? |
| | Haben Sie nach der Schule eine Lehre/ein Studium begonnen? |
| | Erinnern Sie sich an den Namen ihres Lehrers? (Meisters/Professors) |
| | Welche Lehre bzw. welches Studium haben Sie an die Schulzeit angeschlossen? |
| | Gab es einen Lehrer/Meister/Professor, den Sie überhaupt nicht mochten? |
| | Haben Sie in der Schule den Lehrern oder später den Ausbildern Streiche gespielt? |
| | Wie haben Sie die Pausenzeiten verbracht? |
| | Mussten Sie eine Schuluniform tragen? |
| | Hatten Sie Mädchen in der Klasse? |
| | Gab es ein Lieblingsfach? |
| Ressourcenförderung/-erhaltung | „Rechnen" mit dem Rechenrahmen |
| Fein- und Grobmotorik | Schreiben/Malen auf der Schiefertafel |
| Wissen abrufen | Wortsammlung |
| Wortschatz | Rechenaufgaben lösen |
| Kommunikation anregen | Kugeln auf dem Rechenrahmen hin- und herschieben, dabei zählen |
| | Den Tornister packen – was durfte auf keinen Fall fehlen? |
| | Welche Schulformen gibt es heute? – Lösung: Grundschule, Realschule, Hauptschule, Gymnasium, Gesamtschule, „freie" Schulen, Internat, Förderschule, Sekundarschule, Privatschule, Schulkollegs … |
| | Gibt es eine Schulpflicht? – Lösung: Ja |
| | Kann man mehrere Studiengänge gleichzeitig belegen? – Lösung: Ja |
| Gefühle, Werte – Einbeziehung der persönlichen Erfahrungen | Wie haben Sie die Schulzeit/Lehre/Studium erlebt? |
| | Konnten Sie Ihre Lehre/Ihr Studium selbst wählen? |
| | Wie lange ging Ihr Bildungsweg? |
| | Konnten Sie nach der Lehre/Studium in den Beruf direkt einsteigen? |
| | Haben Sie gerne gelernt? |
| | Gab es auch mal Zeiten, in denen Sie gerne alles „hingeworfen" hätten? |
| | Haben Sie lieber alleine oder in einer Gruppe gelernt? |
| | Haben Sie auch mal „geschwänzt"? |

**⊡ Tab. 6.10** (Fortsetzung)

| Inhalt/Ablauf | Durchführung |
|---|---|
| Abschluss | Witz von „Fritzchen" vorlesen |
| Witz/Weisheit vorlesen | Oder |
| Persönliche Verabschiedung | „Vierter Streich von Max und Moritz" (Wilhelm Busch) vorlesen |

▪ ▪ **Wortfindung**

Wörter finden mit „Bildung":

Bildungsweg, Bildungsfern, Weiterbildung, Weiterbildungsmöglichkeit, Abbildung, Missbildung, Keimbildung, Paarbildung, Einbildung, Nachbildung, Bildungsgang, Schulbildung, Bildungslücke, Spurbildung, Bildungsinstitut, Ausbildung, Bildungsgutschein, Bildungsberatung, Ausbildungsplatz, Fortbildung

▪ ▪ **Assoziieren**

Was fällt Ihnen ein zum Thema „Bildungsweg"?

Beispiel: Schule, Studium, Lehre, Schulfächer, Kollegen, Prüfungen, schwer, einfach, anstrengend, Leidenschaft, Ausbildung, Internat, streng, hart

Hier sollte man alle genannten Begriffe mitschreiben, z. B. auf einer Flipchart.

▪ ▪ **ABC-Sammlung**

- A – Ausbildung, Arbeit, Akkreditierung
- B – Bücher, blaumachen, Bafög, Berichtsheft
- C – Chemie
- D – Deutsch, Dozenten, Diplom
- E – Englisch, Erdkunde, Etui, Exmatrikulation (Ausschreibung)
- F – Fächer, Ferien
- G – Grammatik, Geografie, Griffelkasten, Gasthörer
- H – Hausaufgaben, Hochschule
- I – Immatrikulation (Einschreibung), Internat
- J – Jurastudium

- K – Klausuren, Kolloquium
- L – Lehre, Lernen, Lachen, Lehrer
- M – Mathe, Musik, Mäppchen
- N – Nachdenken, Numerus clausus
- O – Orthographie
- P – Pause, Pausenbrot, Prüfung, Praktikum
- Q – Quereinstieg
- R – Ranzen, Radiergummi, Repititorium
- S – Sitzenbleiben, Schwänzen, Schuluniform, Semester, Staats-
  examen, Stundenplan
- T – Test, Tutor
- U – Unterricht, Uniform, Universität, Übung
- V – Vorlesung, Vokabeln
- W – Wirtschaftslehre, Wiederholen
- X –
- Y –
- Z – Zeugnis, Zensur

■ ■ **Rechenaufgabe**

Berechnen Sie die Quersummen (❏ Tab. 6.11).

Erstellen Sie ein Arbeitsblatt oder nutzen Sie eine Flipchart.

❏ **Tab. 6.11** Quersummen

| Zahl | Quersumme |
| --- | --- |
| 15 | 6 |
| 89 | 17 |
| 348 | 15 |
| 613 | 10 |
| 998 | 26 |
| 6842 | 20 |
| 9713 | 20 |
| 7728 | 24 |
| 34896 | 30 |
| 34796 | 29 |

| ■ Tab. 6.12  Spiel „Schulnotensystem" | |
|---|---|
| **Note in Zahlen** | **Note in Worten** |
| 1,0 | Sehr gut |
| 2,0 | Gut |
| 3,0 | Befriedigend |
| 4,0 | Ausreichend |
| 5,0 | Mangelhaft |
| 6,0 | Ungenügend |

▪ **Zuordnungsspiel**

**Schulnotensystem**

Die Zahlen werden den jeweiligen aufgeschriebenen Begriffen zugeordnet (■ Tab. 6.12).

Dies kann auch als „klassisches" Memory gespielt werden.

**Wahr oder falsch?**

Das Schulnotensystem wird durch die Bundesländer selbst geregelt.

Wahr. Jedes Bundesland ist für die Notengebung selbstständig zuständig.

Auch mit einem „mangelhaft" hat man eine Abschlussprüfung bestanden.

Falsch. Man benötigt ein Ergebnis zwischen sehr gut und ausreichend.

In West- und Ostdeutschland gab es nach dem Krieg ein einheitliches Notensystem.

Falsch. Westdeutschland hatte ein 6-stelliges Notensystem. Die DDR ein 5-stelliges.

Das Notensystem der DDR lautete: sehr gut, gut, befriedigend, genügend und ungenügend.

Wahr.

▪ **Wahrnehmung**

Die Materialien werden auf den Tisch gelegt, und es wird „Ich sehe was, was du nicht siehst" gespielt. Es dürfen nur Formen, Farben genommen werden, die auf dem Tisch liegen und mit den vorhandenen Materialien in Verbindung stehen.

- **Merkfähigkeit**

Materialien auf den Tisch legen, anschauen lassen und danach abdecken.

Nach einer kurzen Zeit gemeinsam erinnern, was unter der Decke liegt (in der Zwischenzeit Musik hören, Quizfragen beantworten o.Ä.).

---

**Sprichwörter**
- Wer sich nicht bessern will, soll den Henker in der Schule nehmen.
- Wer lernt und nicht denkt, ist verloren! Wer denkt und nicht lernt, ist in großer Gefahr. (Konfuzius, 551–479 v. Chr.)
- Es ist keine Schande, nichts zu wissen, wohl aber, nichts lernen zu wollen. (Platon, 427–348/347 v. Chr.)
- Also lautet der Beschluss: dass der Mensch was lernen muss.
- Nicht allein das Abc bringt den Menschen in die Höh'. (Wilhelm Busch, 1832–1908)
- Man sollte sich nicht schlafen legen, ohne sagen zu können, dass man an diesem Tag etwas gelernt hat. (Georg Christoph Lichtenberg, 1742–1799)
- Was Hänschen nicht lernt, lernt Hans nimmer mehr.
- Natürlicher Verstand kann fast jeden Grad von Bildung ersetzen, aber keine Bildung den natürlichen Verstand. (Arthur Schopenhauer, 1788–1860)
- Gebildet ist, wer weiß, wo er findet, was er nicht weiß. (Georg Simmel, 1858–1918)
- Voller Bauch studiert nicht gern.
- Ein Mensch ohne Bildung ist ein Spiegel ohne Politur.

---

- **Bewegungsübungen**

Die Gruppenleitung nennt Zahlen zwischen von 1 bis 6 (durcheinander). Die Gruppenteilnehmer sollen mit ihren Händen die Zahlen zeigen.

---

Beginnen Sie mit einer langsamen Übungsrunde, indem Sie die Zahlen ebenfalls zeigen. Sie können das Tempo der Gruppe anpassen. Vielleicht werden Sie Teilnehmer haben, die bei jeder Zahl die ganze Hand zeigen. Es geht um Spaß und Bewegung – nicht um Perfektionismus.

■ **Geschichte**

**Max und Moritz: Vierter Streich**

Also lautet ein Beschluß,
Daß der Mensch was lernen muß.
Nicht allein das Abc
Bringt den Menschen in die Höh';
Nicht allein in Schreiben, Lesen
Übt sich ein vernünftig Wesen;
Nicht allein in Rechnungssachen
Soll der Mensch sich Mühe machen,
Sondern auch der Weisheit Lehren
Muß man mit Vergnügen hören.
Daß dies mit Verstand geschah,
War Herr Lehrer Lämpel da.
Max und Moritz, diese beiden,
Mochten ihn darum nicht leiden;
Denn wer böse Streiche macht,
Gibt nicht auf den Lehrer acht.
Nun war dieser brave Lehrer
Von dem Tobak ein Verehrer,
Was man ohne alle Frage
Nach des Tages Müh und Plage
Einem guten, alten Mann
Auch von Herzen gönnen kann.
Max und Moritz, unverdrossen,
Sinnen aber schon auf Possen,
Ob vermittelst seiner Pfeifen
Dieser Mann nicht anzugreifen.
Einstens, als es Sonntag wieder
Und Herr Lämpel, brav und bieder,
In der Kirche mit Gefühle
Saß vor seinem Orgelspiele,
Schlichen sich die bösen Buben
In sein Haus und seine Stuben,
Wo die Meerschaumpfeife stand;
Max hält sie in seiner Hand;
Aber Moritz aus der Tasche
Zieht die Flintenpulverflasche,
Und geschwinde, stopf, stopf, stopf
Pulver in den Pfeifenkopf.
Jetzt nur still und schnell nach Haus,
Denn schon ist die Kirche aus. –
Eben schließt in sanfter Ruh
Lämpel seine Kirche zu;

Und mit Buch und Notenheften
Nach besorgten Amtsgeschäften,
Lenkt er freudig seine Schritte
Zu der heimatlichen Hütte,
Und voll Dankbarkeit sodann
Zündet er sein Pfeifchen an.
„Ach!" – spricht er – Die größte Freud
Ist doch die Zufriedenheit!!
Rums!! Da geht die Pfeife los
Mit Getöse, schrecklich groß.
Kaffeetopf und Wasserglas,
Tobaksdose, Tintenfaß,
Ofen, Tisch und Sorgensitz –
Alles fliegt im Pulverblitz.
Als der Dampf sich nun erhob,
Sieht man Lämpel, der gottlob
Lebend auf dem Rücken liegt;
Doch er hat was abgekriegt.
Nase, Hand, Gesicht und Ohren
Sind so schwarz als wie die Mohren,
und des Haares letzter Schopf
ist verbrannt bis auf den Kopf
Wer soll nun die Kinder lehren
Und die Wissenschaft vermehren?
Wer soll nun für Lämpel leiten
Seine Amtestätigkeiten?
Woraus soll der Lehrer rauchen,
Wenn die Pfeife nicht zu brauchen?
Mit der Zeit wird alles heil,
Nur die Pfeife hat ihr Teil.
Dieses war der vierte Streich,
Doch der fünfte folgt sogleich.

(Wilhelm Busch, 1832–1908)

- **Gedichte**

**Erster Schulgang**
Heut hab ich mein Mädel zur Schule gebracht.
Gar schlimme Gedanken hab ich gedacht:
Mein Herzenskleinchen, mein Sonnenscheinchen,
Nun tust du auf deinen flinken Beinchen
Aus unsrer überängstlichen Mitte
In die schlimme Welt deine ersten Schritte,

Und bist für immer hingegeben
Dem bösen Feinde – ich meine das Leben.
Lernst früh aufstehn und tausend Pflichten
Unnütz als nötig Ding zu verrichten.
Wir haben dir jede Lüge verwehrt;
Nun siehst du, wie sie die Welt durchfährt.
Wir zogen dich auf zu Wahrheit und Reinheit.
Wer aber siegt? Wahr dich! Die Gemeinheit.
So ziehen dir ins Herzelein
Denn Gram und Neid und Argwohn ein.
Und endlich wirst du, mein liebes Kind,
Wie sie, wie wir, wie alle sind …

(Jakob Julius David, 1859–1906)

**Unpolitische Lieder, 1. Teil**
Ihr müßt durch alle Schule wandern
Und schon von Kindesbeinen an,
Von einem Lehrer zu dem andern,
Zu lernen, was man lernen kann.

Ihr müsset immerfort studieren,
Das halbe liebe Leben lang,
Ihr müsset zeitig euch dressieren
In einen schulgerechten Zwang.

Ihr müsset Prüfungen bestehen,
Die selbst ein Hiob kaum bestand,
Und dann noch bitten, betteln, flehen,
Als suchet ihr's gelobte Land.

Was ist denn euer Ziel auf Erden
Für soviel Kräfte, Geld und Zeit?
Ihr wollet nur Bedienten werden
Und bleiben bis in Ewigkeit.

(Heinrich Hoffmann von Fallersleben, 1798–1874)

## 6.9 Gruppenstunde: Autos

Die meisten Männer haben einen Führerschein, und in den früheren Generationen gab es nur wenige Frauen, die Auto gefahren
sind. Es war lange Zeit das Hoheitsgebiet des Mannes. Frauen waren

bis 1958 auf die Zustimmung ihres Mannes angewiesen, um einen Führerschein machen zu dürfen. Die Pflege des eigenen Automobils gehörte häufig mit zum Wochenendritual. Auch heute ist ein Auto häufig ein Statussymbol und nicht nur ein Fortbewegungsmittel (◘ Abb. 6.9).

**Materialvorschläge**
- Nummernschild
- Erste-Hilfe-Kasten
- Warndreieck
- Modellautos/Spielzeugautos
- Straßenkarten/Faltplan
- Warnweste
- Außenspiegel
- Duftbäumchen
- Wackel-Dackel
- Klorollenmütze
- Parkscheibe
- Scheibenkratzer
- Schlüsseletui

Sollten Sie nicht alle Gegenstände real vorrätig haben, können Sie natürlich auch mit Bildkarten arbeiten.

◘ Tab. 6.13 zeigt den Verlaufsplan zu dieser Gruppenstunde.

◘ **Abb. 6.9**    Auto

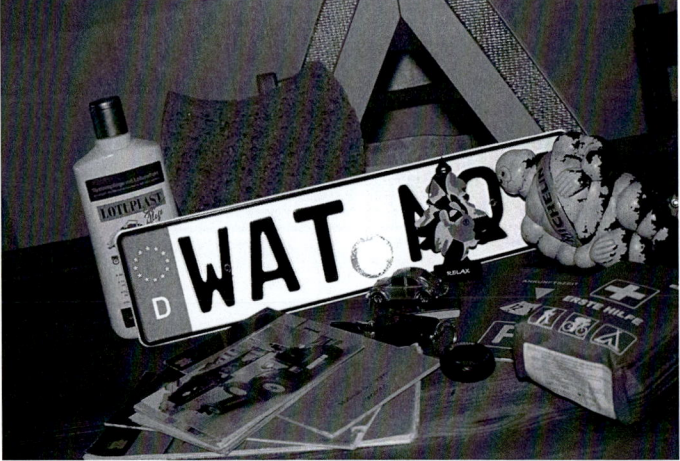

**Tab. 6.13** Verlaufsplan für die Gruppenstunde mit dem Thema „Autos"

| Inhalt/Ablauf | Durchführung |
|---|---|
| Einstieg | Heute geht es um das Thema „Autos" |
| Persönliche Begrüßung, ggf. mit Händedruck (individuell) | Gemeinsames Anhören eines Liedes aus den Liedvorschlägen, z. B. „Im Wagen vor mir … " |
| Nennung des Themas | |
| Aufwecker: Gemeinsames Lied hören ggf. mitsingen | |
| Erinnerungen wecken | Die unterschiedlichen Materialen auf den Tisch legen und Autotypen sammeln |
| | Was musste bei Ihnen immer mit im Auto dabei sein? |
| Biografische Fragen | Haben Sie einen Führerschein? |
| | Erinnern Sie sich an ihre Führerscheinprüfung? |
| | Erinnern Sie sich an ihr erstes Auto? Welche Marke war es? Welche Farbe hatte es? |
| | Zu welchen Anlässen sind Sie Auto gefahren? |
| | Haben Sie ihr Auto beruflich genutzt? |
| | Wie oft haben Sie ihr Auto gewaschen? |
| Ressourcenförderung/-erhaltung | Materialien nutzen |
| Alltagskompetenzen | Parkscheibe einstellen lassen |
| Fein- und Grobmotorik | Warndreieck aufstellen |
| Entscheidungen treffen | Mit dem Modellauto über den Tisch fahren |
| Wissen abrufen | Straßenkarte/Faltplan auseinander- und zusammenfalten |
| Wortschatz | Gemeinsam Automarken suchen nach Silbenanzahl: |
| Kommunikation anregen | – einsilbig: Ford, Saab, Jeep<br>– zweisilbig: Opel, Nissan, Seat<br>– dreisilbig: Jaguar, Mercedes, Toyota |
| | Usw. |
| Gefühle, Werte – Einbeziehung der persönlichen Erfahrungen | Sind Sie gerne Auto gefahren? |
| | Sind Sie gerne schneller gefahren als vorgeschrieben? |
| | Wurden Sie schon mal geblitzt? |
| | Haben Sie schon mal ein „Knöllchen" erhalten? |
| | Hatten Sie schon mal eine Autopanne? |
| | Haben Sie Ihr Auto selber repariert? |
| | Haben Sie eine Lieblingsautomarke? |
| | Welches Auto wären Sie gerne mal gefahren? |
| Abschluss | Witz vorlesen: |
| Sprichwörter ergänzen | „Herr Wachtmeister, jemand hat mein Auto gestohlen!" „Können Sie eine Beschreibung des Täters geben?" „Das nicht, aber ich habe mir beim Wegfahren das Kennzeichen aufgeschrieben!" |
| Witz oder Gedicht vorlesen | |
| Persönliche Verabschiedung | |

**Sprichwörter/Redewendungen**
- Ich glaube an das Pferd. Das Automobil ist nur eine vorübergehende Erscheinung. (Kaiser Wilhelm II., 1859–1941)
- Leere Wagen klappern am meisten
- Alt, aber meins!
- Alt, aber bezahlt!
- Oldie but Goldie
- Das 5. Rad am Wagen sein
- Wie ein Auto gucken
- Sich verfranzen
- Montagsauto
- Einen Zahn zulegen
- Auf dem Bock sitzen
- Wie eine gesenkte Sau fahren
- Sich gerädert fühlen
- Unter die Räder gekommen

**Liedvorschläge**
- Im Wagen vor mir … (Henri Valentino)
- Hoch auf dem gelben Wagen
- Drive my Car (Beatles)
- I'm in love with my car (Queen)

- **Wortfindung**

Welche unterschiedlichen Autotypen gibt es?

Bsp.: Geländewagen, Kleinwagen, Limousine, Kleinbus, Kleintransporter, Cabrio, Coupé, Kombi

- **Weitere Übungen zur Ressourcenförderung/-erhaltung**
- ■ **Allgemeinwissen**

Wofür steht die Abkürzung …

VW?
Volkswagen

BMW?
Bayerische Motoren Werke

Fiat?
Fabricca Italiana di Automobili Torino

■ ■ **Quiz rund ums Auto**

Bei dieser Übung geht es darum, bekannte Kraftfahrzeugkennzeichen zuzuordnen (◘ Tab. 6.14).

Diese Übung kann man prima Regional anpassen. Hierfür Kennzeichen aus den Nachbarstädten wählen bzw. ausschließlich aus dem jeweiligen Bundesland.

■ ■ **ABC-Sammlung**

- A – Audi, Alfa Romeo
- B – BMW, Bugatti
- C – Citroen, Chevrolet
- D – Dacia, Dodge
- E –
- F – Ferrari, Ford, Fiat
- G – GMC
- H – Honda, Hyundai
- I – Isuzu
- J – Jaguar, Jeep
- K – Kia
- L – Lamborghini, Lancia
- M – Maserati, Mini, Mercedes, Mitsubishi
- N – Nissan
- O – Opel
- P – Peugeot, Piaggio
- Q –
- R – Renault, Rolls Royce
- S – Saab, Seat, Skoda, Suzuki
- T – Tesla, Toyota, Trabant
- U –
- V – Volvo, VW
- W – Wiesmann
- X/Y/Z –

■ ■ **Brückenwörter (schwierig)**

Brückenrätsel sind Rätsel, bei denen für zwei vorgegebene Wörter ein neues Wort (das Brückenwort) gefunden werden muss, das die Brücke zwischen den beiden Wörtern bildet.
Garagen – ? – Einfahrt
Lösung: Hof/Garagenhof und Hofeinfahrt

| ◻ **Tab. 6.14** Autokennzeichen | |
|---|---|
| **Stadt/Landkreis** | **Abkürzung** |
| Berlin | B |
| Essen | E |
| München | M |
| Minden | MI |
| Münster | MS |
| Erfurt | EF |
| Fürth | FÜ |
| Hamburg | HH |
| Saarlouis | SLS |
| Flensburg | FL |
| Aachen | AC |
| Köln | K |
| Dortmund | DO |
| Lübeck | HL |
| Recklinghausen | RE |
| Bottrop | BOT |
| Braunschweig | BS |
| Friedberg | FB |
| Frankfurt am Main | F |
| Mönchengladbach | MG |
| Burgenlandkreis | NMB |
| Landkreis Aurich | NOR |
| Vogtlandkreis | OVL |
| Langensalza | LSZ |

Verkehrs – ? – Wald
Lösung: Schilder/Verkehrsschilder und Schilderwald

Last – ? – Heber
Lösung: Wagen/Lastwagen und Wagenheber

- **Wahrnehmung**
- Unterschiedliche Materialien z. B. in einen Jutebeutel legen und erfühlen lassen, was sich daran befindet.
- Jeder Teilnehmer bekommt einen Jutebeutel mit einem Gegenstand und soll erfühlen, was sich daran befindet (zuerst nur von außen, bei Schwierigkeiten hineingreifen lassen, ohne zu schauen).

— „Ich sehe was, was du nicht siehst" mit den vorhandenen Gegenständen spielen.

- **Merkfähigkeit**

Materialien auf den Tisch legen, anschauen lassen und danach abdecken. Nach einer kurzen Zeit gemeinsam erinnern, was unter der Decke liegt (in der Zwischenzeit Musik hören, Quizfragen beantworten o.Ä.).

## 6.10   Gruppenstunde: Briefmarken

Die Philatelie bzw. die Briefmarkenkunde ist ein schon ein sehr altes Hobby mit großer Beliebtheit. Nach der ersten Briefmarke im Jahre 1860 begann die Leidenschaft. Seit den 1990er-Jahren ist dieses Hobby rückläufig. Briefmarken wurden u.a. durch Labelfreimachungen ersetzt. Viele Menschen haben in den früheren Jahren Briefmarken gesammelt (❑ Abb. 6.10). Sie erfuhren großer Beliebtheit und wurden z. B. auch zum Tapezieren oder zum Bekleben von Lampenschirmen benutzt. In vielen älteren Haushalten schlummern Briefmarkenalben.

**Materialvorschläge**
- Lupe
- Umschläge mit Briefmarken
- Postkarten
- Briefmarkenalbum
- Pinzette

❑ **Abb. 6.10**   Briefmarken

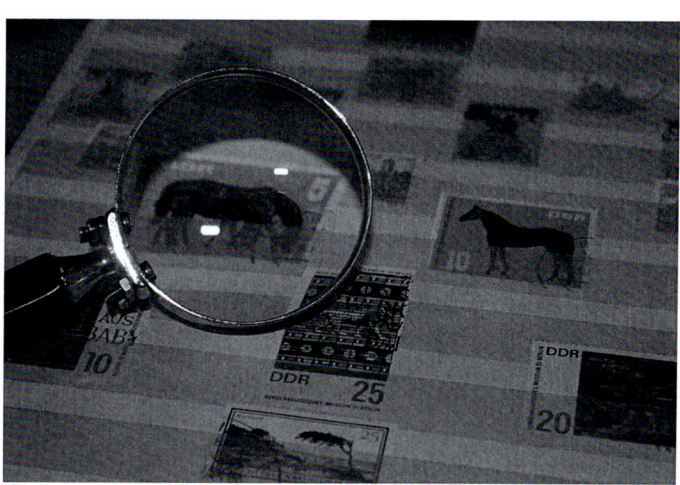

◘ Tab. 6.15 zeigt den Verlaufsplan dieser Gruppenstunde.

■    **Scherzfrage**

Was sitzt immer faul in der rechten oberen Ecke und reist doch um die ganze Welt?
      Die Briefmarke.

◘ **Tab. 6.15** Verlaufsplan für die Gruppenstunde mit dem Thema „Briefmarken"

| Inhalt/Ablauf | Durchführung |
|---|---|
| Einstieg | Heute geht es um das altbekannte und beliebte Hobby „Briefmarken" |
| Persönliche Begrüßung, ggf. mit Händedruck (individuell) | Gedicht: „Die Briefmarke" von Joachim Ringelnatz (1883–1943): |
| Nennung des Themas | Ein männlicher Briefmark erlebte / was Schönes, bevor er klebte. / Er war von einer Prinzessin beleckt / Da war die Liebe in ihm erweckt. / Er wollte sie wiederküssen / Doch hat er verreisen müssen / So liebte er sie vergebens / Das ist die Tragik des Lebens. |
| Aufwecker: Gedicht vorlesen von Joachim Ringelnatz | |
| Erinnerungen wecken | Briefmarken mit einer Lupe anschauen |
| Briefmarkenalben durchblättern | |
| Biografische Fragen | Haben Sie Briefmarken gesammelt? |
| | Haben Sie früher Briefe geschrieben? |
| | Worin haben Sie die Briefmarken gesammelt? |
| | Woher haben Sie die Briefmarken bekommen? |
| Ressourcenförderung/-erhaltung | Briefmarken von Briefumschlägen ablösen |
| Alltagskompetenzen | Warmes Wasser in ein kleines Schälchen oder tiefen Teller füllen. Briefmarken mit Papier ins Wasser legen und warten, bis sich der Kleber löst. Danach mit einer Pinzette herausnehmen und auf Küchenpapier mit der Bildseite nach unten trocknen lassen |
| Fein- und Grobmotorik | |
| Entscheidungen treffen | |
| Wissen abrufen | Briefmarken nach Wert sortieren |
| Wortschatz | Briefmarken nach Motiv sortieren |
| Kommunikation anregen | Briefmarkenquiz: |
| | Wie nennt man einen Briefmarkensammler? |
| | – Monist |
| | – Philatelist (Lösung) |
| | – Artist |
| | Wie heißt die wertvollste Briefmarke der Welt? |
| | – Blaue Mauritius (Lösung) |
| | – Grüne Mallora |
| | – Rote Sylt |
| | Wie heißt die erste Briefmarke der Welt? |
| | – Mark Rot |
| | – Penny Black (Lösung) |
| | – Franken Green |
| | – Anagramm-Briefmarken |

**Tab. 6.15** (Fortsetzung)

| Inhalt/Ablauf | Durchführung |
|---|---|
| Gefühle, Werte – Einbeziehung der persönlichen Erfahrungen | Wer hat Ihnen Briefmarken mitgebracht? |
| | Haben Sie für sich alleine gesammelt? |
| | Erinnern Sie sich an ihre wertvollste Briefmarke? |
| | Haben Sie Briefmarken mit Kollegen getauscht? |
| | Haben Sie Briefmarken extra für Ihr Album gekauft? |
| | Gab es ein besonderes Thema/Motiv/Land, welches Sie bevorzugt gesammelt haben? |
| | Wie viel Zeit haben Sie mit Ihrem Hobby verbracht? |
| Abschluss | Die abgelösten und getrockneten Briefmarken in ein Album stecken |
| Persönliche Verabschiedung | Den Teilnehmern Postkarten mit Sprüchen zum Abschied aushändigen |

- **Liedtexte**

**Das Lied von der Post**
Trara, die Post ist da!
Trara, die Post ist da!
Von weitem hört man schon den Ton,
sein Liedchen bläst der Postillion,
er bläst mit starker Kehle,
er bläst aus voller Seele,
die Post ist da, trara, trara!

Die Post ist da, trara!
Trara, die Post ist da!
Trara, die Post ist da!
O Postillon, nun sag uns schnell,
was bringst du heute mir zur Stell'?
Wer hat von unsern Lieben
uns aus der Fern' geschrieben?

Die Post ist da, trara, trara.
Trara, die Post ist da!
Trara, die Post ist da!
Geduld, Geduld, gleich packt er aus,
dann kriegt ein jeder in dem Haus
die Briefe und die Päckchen,
die Schachteln und die Säckchen,
die Post ist da, trara, trara!

Die Post ist da, trara!
Trara, die Post ist da!
Trara, die Post ist da!
„Und wenn ihr's jetzt schon wissen müßt:
Der Onkel hat euch schön gegrüßt,
wohl tausendmal und drüber,
bald kommt er selbst herüber."
Die Post ist da, trara, trara!

**Wir fahr'n, wir fahr'n**
Wir fahr'n, wir fahr'n,
wir fahr'n mit der Post,
fahr'n mit der Schneckenpost,
weil's keinen Pfennig kost';
Wir fahr'n, wir fahr'n,
wir fahr'n mit der Post!

Wir fahr'n, wir fahr'n,
wir fahr'n durch die Welt,
fahr'n durch die weite Welt,
lustig, wie's uns gefällt;
Wir fahr'n, wir fahr'n,
wir fahr'n durch die Welt!

> **Redewendungen/Sprichwörter**
> ▬ Ab geht die Post
> ▬ Kurze Briefe, vielen Glaubens; lange Briefe, wenig Glaubens
> ▬ Jemandem Brief und Siegel geben
> ▬ Den Brief nicht hinter den Spiegel stecken

■   **Weitere Übungen zur Ressourcenförderung/-erhaltung**
■ ■ **Wortfindung**

Brief …
   Briefmarke, Briefkopf, Briefstempel, Briefkasten, Brieftaube, Briefmarkenalbum, Liebesbrief, Brieffreund, Briefwahl, Briefumschlag, Brieföffner, Briefschlitz, Briefwaage, Briefzentrum, Ehebrief, Briefnotiz, Patenbrief, Musterbrief, Briefvorlage

■ ■ **Anagramm**
Aus dem vorhandenen Wort sollen die Teilnehmer neue Wörter herausfinden und zusammentragen. Es dürfen nur die vorhandenen Buchstaben genutzt werden.

BRIEFMARKENALBUM

Brief, Marke, Album, Labern, Laben, Falke, Balken, Maul, Laufen, Faul, Melken, Rufen, Brei, Reibe, Reife, Feier, Mauer, Kur, Rum, Bummel, Krumm, Frei, Eier, Rabe, Aber, Malen, Aal usw.

Am besten eignen sich zum Zusammentragen der neuen Wörter eine Flipchart.

### ■ ■ Rechenaufgabe

Matthias geht heute Abend beruhigt und äußerst zufrieden zu Bett. Es war ein erfolgreicher Tag für ihn. Matthias ist leidenschaftlicher Briefmarkensammler, und alle Familienmitglieder, Freunde, Bekannte und Kollegen denken an ihn, wenn es um Briefmarken geht.

Sein Sohn, der Tim, brachte ihm heute in der Früh sieben Briefmarken vorbei. Seine Tochter Anna besuchte ihn am Nachmittag und hatte für ihren Papa fünf Briefmarken dabei. Seine Ehefrau Mathilde brachte von ihren Arbeitskollegen acht Briefmarken mit. Und zu guter Letzt kam Kumpel Walther vorbei und schenkte ihm nochmal zwei.

Wie viele Briefmarken hat Matthias heute geschenkt bekommen?

Lösung: 22

Spielvariante:

a. Bei (möglicher) Überforderung stoppen und Zwischenergebnis nennen lassen.

b. Nach jedem Satz die Anzahl der Briefmarken nennen lassen, Ergebnis aufschreiben und später alle genannten Personen/Zahlen rechnen.

### ■ Wahrnehmung

- Vorhandene Briefmarken der Form nach sortieren (rechteckig oder quadratisch).
- Briefmarken der Größe nach Sortieren.
- Kleine Geschenkbox mit Briefmarken bekleben.

### ■ Merkfähigkeit

- Materialien auf den Tisch legen, anschauen lassen und danach abdecken.

■ Nach einer kurzen Zeit gemeinsam erinnern, was unter der Decke liegt (in der Zwischenzeit Musik hören, Quizfragen beantworten o.Ä.).

Gedicht/Vers:
Von der Straße her ein Posthorn klingt.
Was hat es, daß es so hoch aufspringt,
Mein Herz? Die Post bringt keinen Brief für dich: Was drängst du denn so wunderlich,
Mein Herz? Nun ja, die Post [kömmt] aus der Stadt,
Wo ich ein liebes Liebchen hatt',
Mein Herz! Willst wohl einmal hinübersehn, Und fragen, wie es dort mag gehn,
Mein Herz?

Quelle: Franz Schubert. „Die Post" aus Winterreise

## 6.11    Gruppenstunde: Büro

Bankmitarbeiter, Ingenieure, selbstständige Handwerker im eigenen Betrieb usw.: Viele Berufe finden u.a. auch am Schreibtisch statt. Auch heute finden wir viele zu Betreuende, die einer Bürotätigkeit nachgegangen sind (◘ Abb. 6.11). Viele Haushalte hatten damals einen Sekretär, an dem gearbeitet wurde.

◘ **Abb. 6.11**   Büro

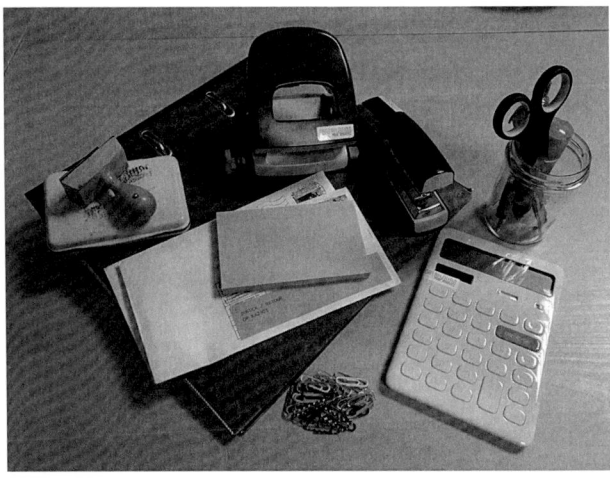

**Materialvorschläge**
- Locher
- Tacker
- Ordner
- Papiere
- Büroklammern
- Aktentasche
- Stempel
- Block
- Stift
- Schreibtischset
- Bilder von diversen Büromaterialien (Schreibtischlampe, Schreibmaschine)
- Brieföffner

Verstauen Sie Ihre Arbeitsmaterialien, wenn möglich, in einer Aktentasche. Sie können dieses Thema auch mit der Gruppenstunde „Berufe" kombinieren/ergänzen.

◘ Tab. 6.16 zeigt den Verlaufsplan dieser Gruppenstunde.

- **Witze**
- Der Chef zum verspäteten Mitarbeiter: „Sie kommen diese Woche schon zum vierten Mal zu spät. Was schließen sie daraus?" – „Es ist Donnerstag!"
- Chef: „Müller, Sie sind das beste Pferd im Stall." Angestellter erfreut: „Wirklich?" Chef: „Ja, Sie machen den meisten Mist."
- Die Assistentin des Chefs fragt vorsichtig: „Unser Bürobote ist mit der Kasse durchgebrannt. Wie soll ich das denn verbuchen, Chef?" – „Am besten unter ‚Laufende Ausgaben'!"

- **Weitere Übungen zur Ressourcenförderung/-erhaltung**
- ▪ **Wortfindung**

Schreibtisch …

Schreibtischlampe, Schreibtischunterlage, Schreibtischset, Schreibtischstuhl, Schreibtischblock, Schreibtischcontainer, Schreibtischgarnitur, Schreibtischkalender, Schreibtischoberfläche, Schreibtischzubehör, Schreibtischplatte

◘ **Tab. 6.16** Verlaufsplan für die Gruppenstunde mit dem Thema „Büro"

| Inhalt/Ablauf | Durchführung |
|---|---|
| Einstieg | Heute geht es um das Thema „Büroarbeit" |
| Persönliche Begrüßung, ggf. mit Händedruck (individuell) | Gemeinsames Singen, z. B. „Ein Heller und ein Batzen … " |
| Nennung des Themas | Anhören eines Liedes aus den Liedvorschlägen, z. B. „Was, du brauchst schon wieder Geld" |
| Aufwecker: Anhören eines Liedes (▶ Liedvorschläge) oder gemeinsames Singen | |
| Erinnerungen wecken | Die Materialen aus der Kiste räumen lassen und benennen lassen, was sich darin befindet. Evtl. Blätter zur Verfügung stellen und lochen bzw. tackern lassen. Wenn Sie etwas für Ihre Arbeit zum Lochen oder Tackern haben, können Sie dies im Gruppenangebot mit den Bewohnern durchführen. Ihre Bewohner sind häufig gerne behilflich |
| Aktentasche/-koffer mit Materialien auf den Tisch legen | |
| Biografische Fragen | Erinnern Sie sich daran, wann Sie am Schreibtisch gearbeitet haben? |
| | Sind Sie einer Bürotätigkeit nachgegangen? |
| | Was durfte auf Ihrem Schreibtisch nicht fehlen? |
| | Hatten Sie eine Schreibmaschine? |
| | Erinnern Sie sich, was Sie am häufigsten am Schreibtisch erledigt haben? |
| Ressourcenförderung/-erhaltung | Blätter zusammentackern, Blätter lochen und abheften |
| Alltagskompetenzen | Büroklammerketten erstellen – dafür werden die Büroklammern aneinandergehängt (als Kette) |
| Fein- und Grobmotorik | |
| Entscheidungen treffen | Aus großen Büroklammern „Herzen biegen" |
| Wissen abrufen | Was darf auf einem Schreibtisch nicht fehlen? (Schreibtischunterlage, Schreibset, Stifte, Lampe, Tacker, Locher) |
| Wortschatz | Richtig oder Falsch?: |
| Kommunikation anregen | Der Begriff „Büro" kommt aus dem französischen Sprachraum. – Richtig, es ist ein Lehnwort vom französischen Wort „Bureau". |
| Assoziieren | Ein Büro wurde früher auch häufig Kontor genannt. – Richtig, es ist eine veraltete Bezeichnung für Büro. |
| | Büros sind immer nur für eine Person konzipiert. – Falsch, es gibt Großraumbüros, in denen mehrere Personen arbeiten. |
| | Bewegungsgeschichte |
| Gefühle, Werte – Einbeziehung der persönlichen Erfahrungen | Haben Sie gerne am Schreibtisch gearbeitet? |
| | Mussten Sie in Berufsleben am Schreibtisch arbeiten? |
| | Saßen Sie alleine im Büro oder mit Kollegen? |
| | Erinnern Sie sich, was Sie am Schreibtisch alles geschrieben haben? (Angebote, Rechnungen, Briefe …) |
| | Haben Sie auch mal die Füße auf den Schreibtisch gelegt? |
| | Haben Sie mit einem Computer gearbeitet? |
| Abschluss | Materialien wieder einräumen |
| Witz oder Gedicht vorlesen | Gedicht vorlesen: „Büroalltag" |
| Persönliche Verabschiedung | |

Welche Begriffe mit dem Beginn „Buro" werden hier gesucht?
Büro …

- … MMAKERL → Büroklammer
- … UHSTL → Bürostuhl
- … RIETKA → Bürokratie
- … ABIETR → Büroarbeit
- … GESHCMEIFTAN → Bürogemeinschaft

Spielvarianten:
Man schreibt die Buchstaben auf Zettel und legt sie in die Mitte der Gruppe, oder man nutzt eine Flipchart und schreibt die verdrehten Wörter dort auf.

## ▪▪ Anagramm

A K T E N T A S C H E

  Akt, Tasche, Hatten, Kante, Tante, Asche, Hase, Nase, Schank, Schatten, Kasten, Ast, Tank, Sank, Knast, Hast, Takt, Taste, Tasten

## ▪▪ Rechenaufgabe

Walther geht einkaufen. Er benötigt neue Büromaterialien. Ein 250er-Paket Briefumschläge, ein 100er-Paket Büroklammern, drei Kugelschreiber und vier neue Schreibblöcke. Er räumt alles in seinen Einkaufskorb und nimmt an der Kasse noch eine Tüte Weingummi mit. Die Kassiererin tippt ein.

- Briefumschläge – 4,00 €
- Büroklammern – 2,00 €
- Kugelschreiber – 3,00 €
- Schreibblöcke – 6,00 €
- Weingummi – 50 Cent

Wie viel muss Walther bezahlen?

  Lösung: 15,50 €

  Spielvariante:

a. Bei (möglicher) Überforderung stoppen und Zwischen-ergebnis nennen lassen.
b. Nach jedem Satz die Anzahl der Personen nennen lassen, Ergebnis aufschreiben und später alle genannten Personen/Zahlen ausrechnen.

**Sprichwörter/Redewendungen**
- Am grünen Tisch
- Vom grünen Tisch aus
- Jemanden über den Tisch ziehen
- Reinen Tisch machen
- Unter den Tisch fallen lassen

- **Wahrnehmung**

Unterschiedlich große Büroklammern der Größe nach sortieren.
Welche „eckigen" Gegenstände befinden sich unter den Aktivierungsmaterialien?
Taschenrechner, Schreibtisch, Block, Stempelkissen, Schreibtischunterlage, Briefumschläge, Briefmarken usw.

- **Merkfähigkeit**

Materialien auf den Tisch legen, anschauen lassen und danach abdecken. Nach einer kurzen Zeit gemeinsam erinnern, was unter der Decke liegt (in der Zwischenzeit Musik hören, Quizfragen beantworten o.Ä.).

- **Gedicht**

**Büroalltag**
Frau Meier rennt, Herr Karlson tippt,
und ich bin der, der mit dem Stuhl nur wippt.

Ich schau nach draußen aus dem Fenster,
Überall sind sie, die Anzugs-Gespenster.

Gehetzt, gestresst und ohne Lachen,
dass soll ich den Rest meines Lebens noch machen?

Ich wäre jetzt lieber auf der Terrasse,
mit einem frischen Kaffee, in der Lieblingstasse.

Als meine Gedanken gerade dabei sind abzuschweifen,
kommt Frau Meier und fängt an zu keifen.
Ich halte verdeckt das linke Ohr zu
und denke für mich „Du dumme Kuh … "

Noch zwei Stunden bis „Schicht im Schacht"
das schaffe ich noch, dass wär ja gelacht.

(Katharina Gisselmann)

■ **Bewegungsgeschichte**

Die zu Betreuenden erhalten einen Briefumschlag ausgehändigt. Sobald das Wort „Brief" in der Geschichte vorgelesen wird, soll der Briefumschlag nach oben gehalten werden.

Briefe …

Jeden Tag dasselbe. Briefe über Briefe erreichen mich. Ich komme schon gar nicht mehr hinterher. Was soll ich nur mit den ganzen Briefen machen? Ich sitze an meinem Schreibtisch und sortiere die Briefe. Werbung, Rechnungen und zwischendurch mal eine Postkarte. Die Werbung entsorge ich meist sofort. Obwohl ich das natürlich lieber mit den Rechnungen tun würde. Nur, dann würde ich wahrscheinlich noch mehr Briefe bekommen.

Früher habe ich noch die Briefmarken von den Briefen abgetrennt, heute sammelt kaum noch jemand. Ich habe meine Leidenschaft auch schon lange aufgegeben. Meine Frau hat irgendwann angefangen zu schimpfen: „Günther, was willst du nur damit? Das staubt hier alles zu …" Ich habe danach noch eine Zeit lang ein paar Briefumschläge mit schönen Briefmarken heimlich gesammelt, sozusagen „an meiner Frau vorbei". Aber sie hat sie irgendwann beim Aufräumen gefunden. Und das Theater war groß. „Briefe! Überall nur Briefe", rief sie damals. Ich hatte die Briefe in einem Karton auf einem Schrank im Büro. Sie konnte den Karton nicht halten. Der Karton fiel auf den Boden, meine Frau vor Schreck hinterher, und sie saß inmitten der ganzen Briefe. Dieses Bild werde ich nie mehr vergessen.

## 6.12   Gruppenstunde: Werkstatt

Die eigene Werkstatt oder die Werkstatt des Fachmanns des Vertrauens für einen Gegenstand, z. B. das Auto. Werkstatt ist häufig ein Thema. Jeder Mann hat eine kleine Auswahl an Werkzeugutensilien (◘ Abb. 6.12). Geordnet und sortiert in einer Werkstatt, in diversen Dosen und Schachteln oder in einem Werkzeugkasten im Keller zu Hause. Die meisten Dinge wurden selbst repariert. Man hat früher Dinge nicht so schnell weggeworfen wie heute. „Das ist noch gut" – dies sind Worte, an die ich mich noch gut erinnern kann. Es wurde tatsächlich noch mehr Wert auf Material gelegt, und viele Dinge wurden „haltbarer" hergestellt. Heutzutage ist es häufig so, dass Reparieren sich im Hinblick auf den Zeitaufwand meist nicht lohn. Man bekommt „Neuware" meist günstiger oder für den gleichen Preis.

**◘ Abb. 6.12**   Werkstattutensilien

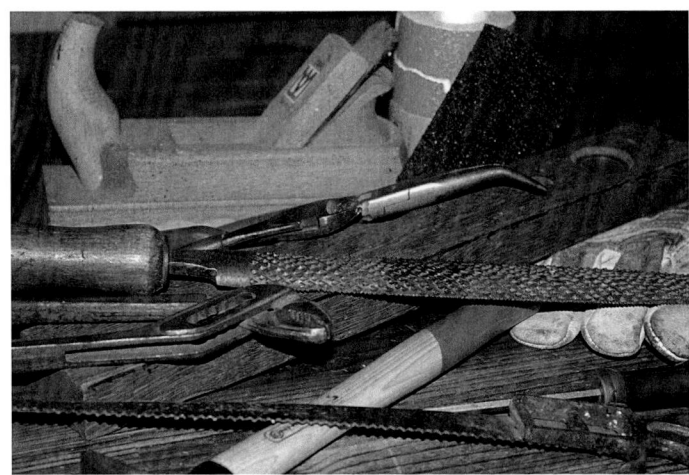

**Materialvorschläge**
- Diverses Werkzeug
- Polierwolle/Schleifpapier
- Laminierte Bilder einer Werkbank
- Holzstücke
- Schrauben
- Zollstock
- Maßband
- Stift

Sie können den Inhalt sehr flexibel gestalten. Sie können alle Gegenstände nutzen, die Ihnen zum Thema „Werkstatt" einfallen. Die Auswahl ist riesig. Neben einer Aktivierungskiste bietet sich hier ein Werkzeugkoffer an.

◘ Tab. 6.17 zeigt den Verlaufsplan dieser Gruppenstunde.

- **Scherzfragen**
- Welche Handwerker essen an meisten? Maurer. Sie verputzen ganze Häuser.
- Was sagt ein Hammer zu einem Daumen? Schön, dich mal wieder zu treffen!

◻ **Tab. 6.17** Verlaufsplan für die Gruppenstunde mit dem Thema „Werkstatt"

| Inhalt/Ablauf | Durchführung |
|---|---|
| Einstieg<br><br>Persönliche Begrüßung, ggf. mit Händedruck (individuell)<br><br>Nennung des Themas<br><br>Aufwecker: Anhören eines Liedes (▶ Liedvorschläge) oder gemeinsames Singen | Heute geht es um das Thema Werkstatt.<br><br>Lied: „Wer will fleißige Handwerker sehen"<br><br>Oder den Text aufsagen und gemeinsam vervollständigen |
| Erinnerungen wecken<br><br>Aktivierungskiste ausräumen lassen und die Materialien auf den Tisch legen | Die Materialien aus der Kiste räumen lassen und benennen lassen, was sich darin befindet |
| Biografische Fragen | Hatten Sie eine Werkstatt?<br><br>Erinnern Sie sich, wie Ihre Werkstatt eingerichtet war?<br><br>Hatten Sie einen Werkzeugkoffer?<br><br>Haben Sie selbst Dinge repariert?<br><br>Wenn ja, was haben Sie repariert? |
| Ressourcenförderung/-erhaltung<br><br>Alltagskompetenzen<br><br>Fein- und Grobmotorik<br><br>Entscheidungen treffen<br><br>Wissen abrufen<br><br>Wortschatz<br><br>Kommunikation anregen<br><br>Assoziieren | Nägel in eine Holzleiste schlagen (statt Holz kann man auch Styropor nehmen)<br><br>Leisten sägen/Stuckleisten aus Styropor sägen und Bilderrahmen herstellen<br><br>Holz schleifen<br><br>Mit einem Lötkolben auf Holz malen – z. B. auf Frühstücksbrettchen<br><br>Was darf in einer gut sortierten Werkstatt bzw. in einem Werkzeugkoffer nicht fehlen?<br><br>Wie wird Schleifpapier noch genannt?<br><br>(Sandpapier oder Schmirgelpapier)<br><br>Für welche Materialien wird Schleifpapier genutzt? (Holz, Naturstein, Metall, Lack)<br><br>Was wurde früher zum Schleifen benutzt? (Schmirgel, Granat und Flint [Feuerstein])<br><br>Was für Werkstätten gibt es? |
| Gefühle, Werte – Einbeziehung der persönlichen Erfahrungen | Haben Sie gerne Dinge selbst repariert?<br><br>Was haben Sie in eine Werkstatt gebracht?<br><br>Haben Sie eine Werkstatt des Vertrauens?<br><br>Gibt es etwas, das Sie niemals in eine Werkstatt bringen würden?<br><br>Gibt es etwas, dass Sie nur in eine Werkstatt bringen würden?<br><br>Was haben Sie am liebsten repariert?<br><br>Was haben Sie neben Reparaturen noch in der Werkstatt gemacht?<br><br>Haben Sie Gegenstände für den Alltag/für die Kinder selbst gebaut? |
| Abschluss<br><br>Scherzfrage stellen<br><br>Persönliche Verabschiedung | Materialien wieder einräumen<br><br>Scherzfragen: Welche Handwerker essen an meisten? Maurer. Sie verputzen ganze Häuser. |

**Sprichwörter/Redewendungen**
- Jemandem Daumenschrauben anlegen
- Etwas auf dem Kerbholz haben
- Für jemanden eine Lanze brechen
- Jemanden in die Zange nehmen
- Jemandem das Handwerk legen
- Mehrere Eisen im Feuer haben
- Vom Leder ziehen
- Unter einen Hut bringen
- Geht nicht gibt's nicht

- **Lied**

**Wer will fleißige Handwerker sehen?**
Wer will fleißige Handwerker sehen
Wer will fleißige Handwerker seh'n,
der muß zu uns Kindern geh'n.
Stein auf Stein,
das Häuschen wird bald fertig sein.

Wer will fleißige Handwerker seh'n,
der muß zu uns Kindern geh'n.
O wie fein,
der Glaser setzt die Scheiben ein.

Wer will fleißige Handwerker seh'n,
der muß zu uns Kindern geh'n.
Tauchet ein,
der Maler streicht die Wände fein.

Wer will fleißige Handwerker seh'n,
der muß zu uns Kindern geh'n.
Zisch, zisch, zisch,
der Tischler hobelt glatt den Tisch.

Wer will fleißige Handwerker seh'n,
der muß zu uns Kindern geh'n.
Trapp, trapp, drein,
jetzt geh'n wir von der Arbeit heim.

Wer will fleißige Handwerker seh'n,
der muß zu uns Kindern geh'n.
Poch, poch, poch,

HOLMAN (*upper-class*). I say, isn't this spot killing?

TRE (*upper-class*). I'll say.

HOLMAN (*same*). Well on the awe-tastic spectrum, what?

TRE (*same*). Yuh, yuh, Christ, yuh, absofuckingbloodylutely.

INA *lights the fire*.

(*Own voice*.) This is where the girl disappeared. They searched the adit there.

HOLMAN. I thought maybe I wasn't gonna mention that, Tre.

TRE. Oops. Years ago anyway. (*To* INA.) That goes right the way into the mine, used to. That's what I reckon did for her. Dropped down one o'the shafts up top, looking for a dog or somesuch. That's what usually disappears people.

INA. It was the mother who disappeared.

TRE. Was it?

INA. The daughter turned up, after.

HOLMAN. No one disappeared. The mother *thought* the daughter disappeared, and she went out to look for her, then *she* disappeared, and the daughter turned up and came looking for her and couldn't find her. But months later she turned up.

TRE. Who?

INA. The daughter.

HOLMAN. Mother.

INA. The daughter was looking for the mother?

TRE. Then who got putaway in Madron?

HOLMAN (*after a breath*). They both disappeared, at different times. That's why everyone got confused. Because the mother's mother, the grandmother, went out looking for her daughter... the mother.

TRE. Who died.

HOLMAN. No. No. She got *called* the mother. But she hadn't disappeared. It was *her* mother. But she never disappeared, she just died. That was the funeral in Madron.

TRE. / Ohh.

INA. I have to wee or I'm gonna have a pisshap.

*Through the following,* INA *searches behind for somewhere discreet.*

TRE (*quiet*). I don't think she's cool I'm here.

HOLMAN (*the same*). You're cool.

TRE. I feel like some goosegog, Hol.

HOLMAN. It's not that.

TRE. What?

HOLMAN. She thinks you've got a perv on her.

TRE. She said that? I haven't. You got any spare shorts?

HOLMAN. Some in there.

INA (*from the back of the cavern, echoing*). Hey! This is amazing. There's a pool.

HOLMAN (*calling back, echoing*). It's a waterfall, in summer.

INA (*echoing*). Beautiful.

TRE. It's okay, we can't hear you peeing.

INA (*calling, echoing, offstage*). Fuck off, Tre.

HOLMAN. You're gonna have to make it cool with her.

TRE (*after a nod, with iPod*). No signal.

HOLMAN. You went out? Last night?

TRE. Oh yeah. (*Taking the shorts, and starting to dry himself.*)

HOLMAN. Biggy?

TRE. Fuckin' ep!

HOLMAN. Who was there?

TRE. Everyone. Except you. Your absences were noted.

HOLMAN. Who?

TRE. Fat Edgar, Perrin, Jane P, Jago, Jago B, Scuzzer's brother, Wankenstein and his entire fucking cuntourage. Golfman… Aeiola, and a gang of glueberries.

HOLMAN. Where d'you go?

TRE. Started at Perrin's, he's done this like *Skittles* vodka.

HOLMAN. What's that?

TRE. Et's normal vodka but with a handful of *Skittles* in it. You have to shake it up every day for like a week.

HOLMAN. What's it taste like?

TRE. *Skittles*.

HOLMAN. Then?

TRE. Usual. Jägerbombs in The Radge. Then The Kings, then town. Got kicked out The Shed cos Crystal Matt went mental. 'Parently he's been doing like a gram a day all summer. 'E lost it, smashed up his own bar. Optics, the lot. He was like well embarrassed. It curdled after that and was heading for 2K so I bailed.

HOLMAN. You had an early one?

TRE. Few o'we went back to Aeiola's.

HOLMAN. Who? Who?

TRE. Me and Aeiola.

HOLMAN. You little fucker.

INA (*returned during the above*). I *said not* the shorts.

TRE. He said I could.

INA. I haven't said I'm okay with you even being here, Tre. We've got to decide this cos we're not gonna be able to get out of here soon.

HOLMAN. The Emopotamus?

TRE. I've always thought she's pretty cockable as it goes. And I'd one in. She said she'd do me if I got a C in Film Studies. I told you.

INA. I don't want / to hear this.

TRE. You want to hear it?

HOLMAN. Do I shitting fuck!

TRE. Okay. You have to like visualise it, like the scene. 'One a.m. Aeiola's mum's lounge.' (*Doing the shots.*) Interior. Me. On sofa. Messed. Unfinished bucket of chicken mcpussylips on the coffee table. Sounds of Aeiola in the kitchenette, doing sambucas. Close on I... besting what to do.

HOLMAN. Sobering for a lunge, I imagine.

TRE. Wasn't sure, boy. She'd been making knob-eyes at me most the night, but I didn't know she'd heard about my C. I'd sat on her lap in the taxi so I reckoned she'd made the effort cos there was not a trace of her cactus leg.

INA. Tch.

TRE. Smooth as a nut. Anyhoo, me on sofa. She returns with the sambucas.

INA. I don't want to know.

TRE. Yes you do. Dialogue. Me: 'Aeiola, did you hear about my C, my bird?' Her: 'Why the fuck d'you think I brought you back here for, cunt-for-brains?' Me: 'Are 'ee therefore *in play*?' Action. Looks me straight in the eye, swear to God, vest off, reaches back, and ping flump. Let 'em go, right there, in front of the sambucas. Reaction shot, of I, mouth fall'n abroad. (*Makes the face.*) Reverse. (*Aeiola's face.*) Aeiola's mammarellas staring back, athurt to be accurrect, as they've got more'n a touch of Aladdin's slippers about them – (*Pointing outwards.*) Rare in the larger lady... 'ways, there we were. There *they* were. (*At* INA.) Aeiola's chumblies. Her chumbly wumblies. Her chumbly wumbly woos.

INA *smiles/laughs against her will, and conceals it (unsuccessfully) at the fire.*

HOLMAN. What did you do?

TRE. Had to think quick, boy. Didn't see how I could make a frontal, not with the formal arrangement of the coffee table as it was, so I excused myself to buy some thinking time, did a quick manwash, and the way back slipped in behind her, casually.

HOLMAN. Smart.

TRE.... where, using skills sharpened on over two hundred fighting hours on *Ghosts Cee-o-Dee*, I waited. Half an episode of *Louie* later, when she'd made no obvious objection, I reached round and gave her the old crabfruit. (*Catching* INA*'s look.*) It's when you come round both sides, grab two handfuls, and make her japples meet in the middle.

INA. Japples?

HOLMAN. Jaffa Cake nipples.

INA. Why would you do that? Why would anyone do that?

TRE. No one knows the mysterious origin of the manoeuvre but it worked a treat, as she relaxed immediately. Then, long-to-short-of-it, thong off, courtesy finger, chalked the old cue and cockomatic. Hour later I was sat on her back having a ciggy. After which for seconds I gave her a damn good ostrich round the lounge.

INA. What? What?!

TRE *does an impression of a man struggling to carry a woman straddled akimbo, which does appear very like an agitated ostrich. Again* INA *is forced to laugh against her will.* HOLMAN *has been giggling away throughout.*

TRE. Near fucking killed me, but made her feel like she wasn't a Fat. (*At* INA*'s reaction.*) What? That's the service I offer, that's the considerate lover I am!

*When* HOLMAN *and* INA *stop laughing/smiling.*

I know you think I've got a perv on you, Ina. I haven't. So you know. Used to. Don't any more. I'm cool.

INA *gives* HOLMAN *a hard stare.*

HOLMAN. I didn't say anything.

TRE. Would a man who had the horn for you re-enact a full ostriching of Aeiola Anticock?

*The decision passes to* INA.

INA. You can stay.

TRE. Come on, my birds. I've said mine. So what have you been cooking up?

INA. You know.

TRE. I don't know.

HOLMAN. I didn't tell him, Ina. I didn't tell him.

INA *stares until she's sure* HOLMAN *is telling the truth, seems satisfied, breaks off and attends the fire. When her back is turned,* HOLMAN *gives* TRE *a thumbs up.*

INA *puts a small saucepan on the fire and pours hot, steaming water into it from the Thermos. Through the following, the fire grows brighter in the cave and shadows start playing across the walls, as the reflection off the water becomes a narrower and narrower dancing line against the rock.*

Tre.

TRE. Yes, pard.

HOLMAN. You ever heard of Dionysus?

TRE. Wine merchants went bust in Hayle?

HOLMAN. Greek god.

TRE. No.

HOLMAN. Eleusis?

TRE. STD?

HOLMAN. The Eleusinian Mysteries?

TRE *shakes his head.*

Way back the Greeks used to do a ritual called the Mysteries. Everyone took part in it. Old, young, men, women, rich, poor, everyone.

INA. In a place called Eleusis.

TRE. Gratz by the way. Sorry, history lesson 'minded me. On your result. Gonna be a philosopher then, boy?

HOLMAN. Looks that way.

TRE. Uni, ez it? Last time I talked to you you were gonna do Greek, was it? Or give it all up and become a poet...

HOLMAN. Yeah well.

TRE. What you gonna do 'en, Ina? Med school, ez it? Going 'en are 'e?

INA. Yeah. No. I dunno. Maybe, I've gotta retake maths, so, maybe I'll find a place, do nursing instead, you know, somewhere near Hol. I don't want to think about it / now anyway, so...

HOLMAN. You finished?

TRE. I'm wethy, I'm wethy. The Ellyoo... Mysteries. So where the drugs come in?

HOLMAN (*to* INA). I never told him there were drugs.

TRE. There's gotta be drugs, my birds. Trapping yourself in here overnight, gotta be.

HOLMAN. Just listen, Tre.

TRE. Make it quick then, or there won't be no choice. (*With a glance at the entrance.*)

HOLMAN. The Mysteries were held for the Goddess Demeter, it was something they'd done for like a thousand years, before they'd even built cities or any / of that...

INA. It was about being connected to the earth...

HOLMAN. But the heart of it, what went on at the heart of it, was kept a secret.

INA. ...on pain of death.

HOLMAN. ...but there's hints left, like what they went through was like really fucking intense. Like this deep fucking insight into reality.

TRE. Yeah?

HOLMAN. It's described as like going 'beyond reason'...

INA. ...the leap of 'a mad man'...

HOLMAN. ...something no one in their lives forgot.

TRE. I knew there was drugs. What is it? You got hold of some K?

INA. This is cereal, Tre, not just a fucking party trip. Will you leave that alone!? (*His phone/iPod.*)

TRE. ...checking the signal.

INA. We're in a fucking cave!

TRE. Okay okay. Whatever tez, I'm in.

HOLMAN. Don't say that till you've heard us out.

*They are aware again of the entrance, and the rising water.*

Some of the accounts mention a drink, a kind of mint...

INA. ...carried in something called a *kernos*...

HOLMAN. ...you could think it was just a detail. But there's a plant, a type of sage-mint, grows only in high valleys...

INA. ...like ones near Eleusis. On Mount Parnassos. The home of the Muses. Of inspiration.

HOLMAN. It just happens to contain the most powerful psychoactive compound in nature.

*He takes out a transparent plastic bag of small, dried leaves, with a printed label on the side, with the name and 'extract x 5'. He hands it to* TRE.

TRE. Yeah? (*At the label.*) Salvia diviwhat? Where did you get this from?

INA. Net.

HOLMAN. It's described by those who've taken it as *harsh*.

TRE. Harsh?

HOLMAN. Harsh. Like life-changing harsh.

TRE. Madcore.

HOLMAN. This isn't just mushrooms or acid, Tre. It like tears a hole in your whole perception.

INA. So you see Nature like she is.

HOLMAN. Raw.

TRE. Yeah?

HOLMAN. You can still get out of here.

INA. You may have to swim.

*They look towards the entrance.*

TRE. How do you do it?

HOLMAN. To get a major hit, smoke it. From what we've read. That'll take you like straight to an out-of-body experience, totallyfuckingaly insane, max gonage, otherplace…

INA. Not for me.

HOLMAN. I might do a pipe, I dunno. I brought it. If it doesn't work the way we're planning…

TRE. How's that?

INA. In the past they did it over like days and days, so / it…

HOLMAN. …it built up, in the body. There's a slow way to do it so it lasts for like hours.

INA. You only need about three hundred mgs of the psychoactive chemical, but the acid in your stomach will destroy it before it's absorbed. Unless…

HOLMAN. You can get it some other way to the lower canal.

TRE *looks at them both.*

TRE. Canal? Up the arse?

HOLMAN. A-bomb.

INA. But once it starts to take effect on you, there's no going back.

TRE *tries but can't hide his uncertainty.*

HOLMAN. There's other stuff to help it. (*Producing another, smaller bag of leaves.*)

INA. We're gonna do something with it. Some alkaloids. In a tea.

HOLMAN. People we've read up on like recommend it. It relaxes you, like helps take you up.

*The bar of reflected light on the walls has become just an oscillating line.*

TRE. This is what you been doing. This is where you been.

HOLMAN. Yeah.

TRE*'s face can't hide his doubt.*

So. You in?

*After a moment…*

TRE. Course I'm in, my birds. Course I'm in, you mad fucks.

HOLMAN. Bombitty bombitty…

HOLMAN *and* INA.…bombitty bombitty…

ALL THREE.…bombitty bombitty, bom-bom-bom!

*They end in nervous giggles.*

HOLMAN. Three A-bombs it is.

INA. The water's boiled.

INA *tips the contents of the smaller bag into the water, stirring.* HOLMAN *sets about making three small wads from the leaves of the larger bag, kneading them* (*at the end, finally wrapping these in cigarette papers*).

TRE. Can I see it again?

INA. Give me a little.

INA *takes a pinch of the leaves and passes the bag to* TRE, *who inspects the leaves, as* INA *puts a handful on a plate, and lights them. It gives off smoke.*

(*Reading* TRE's *expression.*) To get rid of evil spirits.

HOLMAN. People who've done this stuff say it's like you think you're actually talking with spirits.

INA *moves about the cave with the dish, fumigating the corners.*

TRE. This is Harry fucking Potter.

HOLMAN. Practically everyone says you get a feeling of like a presence there with you. Like Nature itself.

TRE *suddenly grabs* HOLMAN's *leg or shoulder with an open palm.*

TRE. Cow bite!

HOLMAN (*brushing him off*). Fuck off, Tre! This is cereal. People have raised fucking demons on this stuff.

TRE (*after a moment*). Remind me why d'you want to do this?

HOLMAN. To know.

TRE. What?

HOLMAN. I'm a psychic adventurer, man. This is the exploration of the twenty-first century. They'll make me a member of the Royal Geographical Society.

TRE. They give that post-Thermos, do they?

HOLMAN. It's not gonna kill us, Tre.

TRE. Physically.

HOLMAN. You don't have to do it. You could just sit for us.

TRE. I don't want to sit. Sit, sat in a fucking cave watching you. If I'm gonna do that I'll / do it anyway…

*A sudden scream from* INA *from the back of the cave. She comes back quickly.*

INA. It's nothing. I saw something. Felt something. Just water, dripping.

*They look back into the darkness of the inner cave.*

It's nothing. (*Gathers herself and snaps out of it.*) Bullshit.

TRE. What's that? Let's ab'm.

INA *has taken the Ginster from the bag, opened it and now breaks it into three. She hands a third each to* TRE *and* HOLMAN.

INA. Before they drank from the *kernos* they sacrificed a pig… and ate together. Pork.

HOLMAN. In this case a *Ginster*.

INA. On day three they fasted. And they mourned the passing of the season. And they welcomed in the winter.

*They eat.*

TRE (*sotto*). Start at Warrens Monday.

HOLMAN. You got the job?

TRE. Delivering.

HOLMAN. Full-time paid?

TRE *shakes his head.*

TRE. Kinda. / Half…

INA. Are we doing this?

TRE (*quiet/quick*).…they're gonna take a view in three months.

INA. This is the God Iacchos Dionysus, who watches over the ritual. The *mystae* would make a procession with his statue, and there was a tradition when they crossed a certain bridge, the rich and powerful would have things thrown at them by everyone else, and like insulted. I don't know how we do this / or who…

TRE. Your mum's rich, so we should both slag you.

INA. She's not. My dad is, or he was, but he doesn't send us anything any more. So I can't say if I'm rich / or poor…

TRE. I can. I'm poor. Both sides. Pure-blood poor. (*Indicating* HOLMAN.) He ezzn't rich, but he will be some one day.

HOLMAN. Why?

TRE. Have to be! That's the deal with university, pard.

INA. How do we do this?

HOLMAN. I should chuck shit at you, and Tre at both of us. (*To* TRE.) You gay with that?

TRE. I'm gay with that, boy.

INA. That's good, because we only have two of these – (*The masks*.)

TRE. What's this?

INA. The insulters wore masks.

TRE. Why?

HOLMAN. So the rich didn't cut their throats, after, I guess.

TRE *and* HOLMAN *each put on a mask.* TRE *immediately chucks sand at* HOLMAN.

Careful! Fucksake… (*Protects the wads*.)

TRE *threatens again.* HOLMAN *takes cover, also picking up some wet sand.* INA *shouts and runs for cover.* TRE *throws sand at* HOLMAN, *who throws sand at* INA.

You haven't thrown anything at / her yet.

TRE *throws some sand at* INA.

INA. You gotta insult me too.

TRE. Don't wanna 'buse no one.

INA. You have to.

TRE (*as impatience*). Ge's on. You fat Greek, okay?

INA. And Hol.

TRE. I dunno. You're an arse. There.

HOLMAN. You gotta do better than that. Why am I?

TRE. Cos you're an arse. Hol.

HOLMAN. Arse... Hol? Never heard that one.

TRE. I'm original, I am, one-off.

HOLMAN. You're that. You lost your virginity to Aeiola Anticock.

INA. You're not allowed to at Tre.

HOLMAN. Okay, okay.

TRE (*with genuine anger*). You fucking nincum, blow-in, edjack arse.

HOLMAN. Blow-in? I was fucking born here!

TRE. You are though, still. You're a nether-nor, boy. Nothing here nor upcountry nether.

HOLMAN. On account of? (*Finishing off doing the wads.*)

TRE. Account of you think you're no.

HOLMAN. That makes me an arse?

TRE. In my book.

HOLMAN. You wrote? You can't read, Tre.

INA. Hol!

HOLMAN. So why'm I the arse? / Eh? Why?

TRE. Cos you're pennyshort for one, boy, cos with all your high plans you've gone and signed your life away, / en 'ee?

HOLMAN. Have I?

TRE. Worked your nut through school only to get yourself laid up with debt. How much you gonna owe 'em / when you're out?

HOLMAN. Don't have to pay a bit of it till I earn / over twenty grand odd...

TRE. Try buying a house with that over you, my bird. They got you, 'long with every other clever fucker in the country. You want to be a philosopher but you've gone and sold yourself.

HOLMAN. Should've got a job at Warrens.

TRE. Not in debt, my bird, while you're upcountry working your chains off, anfer what? So in twenty years you can get yourself a second home back here and dream o'your retirement, when you could've lived here all along and been half-honest.

HOLMAN. You don't get how the world works, / Tre.

TRE. Don't I?

HOLMAN. You hold debt, your creditor's obliged to you, isn't he? He's invested in you. It's in his interest you prosper. Debt's the new money, boy. So you can take a nice warm cup of shut-the-fuck-up.

TRE. We'll see, in thirty years... of cunt-right-off.

HOLMAN. We will.

*In a long, uncomfortable silence...*

INA. Hey...

*The silence continuing.*

This is why the world's fucked. This is why. Cos of fucking idiots like you, Tre, cowards, who ignore the real / world.

TRE. Yeah?

HOLMAN. ...who live your childhoods out like happy little lambs then they open the pen and you're out there in the rotting, broken, debt-fucked, lying world, that's fucked itself and you're fucked! You think it'll all work out somehow cos it did in your dad's / day…

TRE. I'm no the fucking coward, boy. (*To* INA.) He only wanted me here cos he's scared he's gonna freak out an' get left alone.

INA. That true?

*After* HOLMAN*'s shrug.*

Hey… you gotta take those off.

*After they've taken the masks off.*

You need to hug it out.

TRE. 'S no need get tatchy over it.

INA. Go on!

*They hug each other, boy-style.*

HOLMAN. Just talking shit.

TRE. Yeah, as usual.

HOLMAN. Not as much as you.

TRE. Be impossible that.

HOLMAN *presents the wads in a mock-formal manner. They each take one.*

How long these take?

INA. Few hours.

HOLMAN. How far up do you… should we…?

INA. As far as you can.

TRE. Done some weird shit in my time. This is about the opposite I reck.

*There's a pause and they do it, finish, and rinse their hands in the seawater, before gathering around the saucepan,* TRE *and* HOLMAN *making the odd noise or comment about their arses.* INA *stirs it and starts squeezing out the leaves.*

HOLMAN. You'll need to get the leaves out.

INA. I know.

TRE. What's this stuff again?

HOLMAN. Alkeloid.

INA. It's pretty mild, but it'll take us down.

TRE. Down? Down?

INA. Yeah.

> HOLMAN *and* TRE *watch as* INA *finishes squeezing out the*
> *leaves and sieves the liquid into a cup. She flicks a bit onto*
> *the ground as a libation, then hands it to* HOLMAN, *who*
> *takes a sip, reacting to its bitterness. The cup is passed*
> *between them until it's finished… fade.*

**Scene Two**

*The three, crouching or sitting closely round the fire that now*
*sends out a deep-orange light and dark shadows through the*
*cave. The sea outside now makes only an occasional, muted*
*boom. In the silences we can hear the fire, and the water*
*trickling down the wall. The three stare rapt, mesmerised, but*
*without any awareness they're in any way altered.* HOLMAN
*and* INA *stare into the flames, while* TRE *shifts his gaze*
*between* INA *and the fire.*

HOLMAN. I'm feeling nothing. Are you feeling… / nothing?

TRE. No… I'm… nothing.

> INA *shakes her head. After a silence.*

INA (*talking too fast*). You know what's strange what *is* strange
what is *really* strange is on the fourth day of the *Mysteries*, the
fourth or fifth day of the *Mysteries*, one of those days anyway,
they made it for a day of rest because there was an important
man in the beginning… when the ritual first began begun

began who turned up late like on that day, he came late to the
*Mysteries*. Called Askleipios his name was, a doctor or a god
of something, and this Askleipios, because he was late, as
respect to him, after, they left a day of rest. Kind of strange.

TRE. Why?

INA. I haven't said why it's strange. It's because you came late
with us. Tre. Tre came late... he... you came after us. Like
Askleipios.

TRE. Yeah. That's... that's kind of... weird.

HOLMAN. What's weird... what's weird is fire... s'pretty
fucking weird.

INA. Yeah.

TRE. Yeah.

HOLMAN. Just sitting here, looking at the... the...

INA.... / flames...

HOLMAN....flames feels...

INA *and* TRE....yeah.

HOLMAN. This cave's so fucking...

INA.... / Whole.

HOLMAN. Whole. Yeah.

INA. Is anybody else...

TRE. I am.

INA. What?

TRE. Hungry. I'm hungry.

> INA *and* HOLMAN *look at each other and burst into
> laughter.*

> What?

> INA *and* HOLMAN *recover.*

INA. I didn't say the word.

TRE. You did. Didn't she?

HOLMAN. She didn't say it.

*INA takes the bar of Fruit & Nut from the rock, and starts to break it into pieces.*

TRE. Oh fucking yes. That's the mustard that is.

INA. Wait. This is special also. There was a law. On the fifth day, or sixth I don't remember, they'd… (*Searching.*)

HOLMAN.…ac / knowledge…

INA.…'knowledge the produce of the earth. The corn and fruit and the nuts and everything put for winter. It was a law for the people, so they remembered what was you know… important. So, we must eat this with respect, like them.

*They eat the Fruit & Nut.*

TRE. I always eat Fruit & Nut with total respect.

HOLMAN. What?

TRE. I always eat Fruit & Nut with total fucking respect. It's my favourite variety of confection.

*After a moment,* INA *and* HOLMAN *collapse into giggles, repeating the phrase and the words 'variety of confection'. They recover and continue to eat the chocolate.*

INA (*with simplicity*). God this is good.

HOLMAN. I love this place. I love this place.

*They finish the chocolate.*

INA. You still feeling nothing?

*She turns to them in turn and each shakes his head.*

This stuff can be very…

HOLMAN.…subtle.

INA. Yeah.

TRE. Guess it takes a while to keck in.

*INA and* HOLMAN *nod in agreement.*

## Scene Three

*A cry, a little later, the fire lower. The three are dancing wildly on the flattest part of the rocky platform. They dance holding hands, or trying to, as they whirl around. They each wear a mask:* INA *the Greek half-mask (from a school play),* HOLMAN *a Batman or Lone-Ranger superhero mask, and* TRE *something comical/sinister with eyeholes fashioned from the Warrens paper bag. They whirl, whooping and screaming at the tops of their voices. Their wailing flows into the next scene…*

## Scene Four

*The fire is blazing, and* HOLMAN *is leaping from rock to rock, to gaze with fascination at new angles of the orange-tinted cave and the dripping sandstone wall.* TRE *is retching into the sand at the back of the cave from the effects of the harmala (the alkaloid tea).* INA *is laughing, and occasionally pointing, from one to the other, and anything else that amuses her, which is nearly everything.*

## Scene Five

*The fire is the same, the three now standing close together,* INA *and* HOLMAN *singing to a shared iPod, with an earpiece each, whose music we can't hear.* TRE *is leaning in, trying to hear, and joining in as best he can. We enter in mid-flow, wailing to some anthemic, current tune, completely lost in the music.*

**Scene Six**

*The fire is lower, the cave darker.* INA *and* TRE *are sitting close together at the fire.* HOLMAN *is standing apart, his arms out, staring at the walls and roof of the cave, the stream and the seawater.*

HOLMAN. This place's unreal... what it is... like a battery... the stream and the sea... that's a thing... we did it in GCSE... fresh and saltwater... reverse electrodialysis... we did this... this is like a power cell... fresh and saline meet on either side, side of a membrane... cathode something. What was I talking about?

INA (*shrugs*). You okay?

HOLMAN. Okay, okay...

INA. What are you...?

HOLMAN. I don't know.

INA. You're feeling something?

HOLMAN. No, no, I mean... in life. In life. It isn't right. Tre's right. They have you where they want you... to... be in on the... threshold... they have me in the thresh... hold... like a hold... fuckers!

TRE. Now you get it, boy.

INA (*to* TRE). I think he's / feeling...

HOLMAN. Stuck, stuck.

TRE (*to* INA, *quietly*). Think you're right...

INA (*to* TRE, *quietly*). You think...?

TRE. What?

INA. Do you?

TRE. Think? What?

INA. Eh?

TRE. Are 'ee / feeling?

INA. Feeling / anything?

TRE....anything?

INA. You?

HOLMAN. Dunno. Your voices sound like water. (*Sudden.*)
Shit. I need to do the pipe...

INA. / What?

HOLMAN....the pipe.

INA. You're gonna / do it?

HOLMAN. Have to. Go to. Stuck. I've gotta get over... this...
this... line...

*He rummages and finds the pipe and lighter, and starts to
pack the bowl with dried leaves from the larger bag.*

INA. You sure, Hol?

TRE. Why?

HOLMAN. I've lost something.

TRE. What? What have you lost? What do you want / to find?

HOLMAN. Something.

TRE. Hey whoa, / Hol.

HOLMAN. You can't OD on this stuff, / Tre.

TRE. But why though, eh, bud? It hasn't had the time / yet...

HOLMAN. It's not going to, it's not getting me over.

TRE. Over what? / Shit.

INA. You put that idea in your head when you brought the pipe,
and you made it happen, you know?

TRE. Don't, Hol.

HOLMAN. I'm cool. It's cool.

*He lights it and takes a deep hit, holding in the smoke and finally exhaling. They wait for something to happen, but* HOLMAN *just looks at them, lights the bowl again and takes another immense hit, waiting again before finally, slowly breathing out the smoke…*

INA. Do you feel any… / thing?

HOLMAN. Nothing. I feel nothing…

HOLMAN *suddenly collapses back, as simultaneously the fire appears to flare, the sounds become heightened and distorted.* INA *takes the pipe from* HOLMAN*'s hand.*

INA. Let go, Hol.

HOLMAN. Unreal.

INA. You're okay.

HOLMAN *rolls and scrambles to his feet.*

HOLMAN. Un… real… un… real.

HOLMAN *looks at* INA, *or through her, strangely, and after some puzzlement moves towards the trickling moss wall, wading through the shallow pool in front of it.*

INA. Sit down… Hol…? (*To* TRE.) Help. What?

TRE *is shaking his head, destroyed by giggles.*

HOLMAN. Going… going…

HOLMAN *starts to try to climb the waterfall, but only managing a few feet at most.* INA *starts to laugh and* TRE *joins in.* HOLMAN *stops in his ascent.*

INA. What do you see?

HOLMAN. I'm… rotating.

HOLMAN *presses his head into the trickling water.* INA *and* TRE *laugh more.*

INA. Tre?

TRE (*collapses onto his back, laughing*). Too much, too much…

INA. Come down, Hol… come back down.

> HOLMAN *stops climbing, and comes down, and climbs back onto the rocky platform towards her, on all fours.*

HOLMAN. I'm coming apart… I want this to stop… Now.

INA. It's me…

HOLMAN. Who who…?

INA. Ina.

HOLMAN. You're made of nothing.

INA. It's okay… you took a pipe.

HOLMAN. I know I know… It's a trick. I've been tricked.

> *This sets* TRE *off laughing again, repeating the phrase, as* INA *takes* HOLMAN*'s hand.*

Thank you, thank you…

> INA *holds him, as he continues to mutter this, and* TRE *has a final burst of hysterics.*

### Scene Seven

*The three are asleep.* HOLMAN *and* INA *wrapped together,* TRE *curled up nearby. The fire is now a red glow. In the darkness we see, in one of the dark inner caves at the back, a pair of eyes shining. They blink a few times, and disappear. It happens so ambiguously we might almost wonder if we saw it at all.*

## Scene Eight

INA *is prodding and feeding the fire. She looks sad. The fire bursts into yellow flame, brightening the cave.* HOLMAN *is sleeping where she has left him.* TRE *wakes suddenly, and sits up, not startled but alert. The pace is slowed.*

INA. Okay?

TRE. Yeah.

INA. You feeling anything?

TRE. I don't know. I dreamt. I think. I was being attacked by emoticons.

INA. Emoticons?

TRE. Yeah, you know, computer smileys, smiley faces, like different faces, yellow, with arms, waaaagh!

INA (*gently*). Don't do that.

TRE. Sorry. Coming at I. Big ones. Shitting real. You okay?

INA *nods, unable to speak, emotional.*

INA. I've just been having waves. Not bad. But like deep. Then I get hot. The colours change, everything goes electric, blue. It gets intense for a minute, then passes.

TRE. It's different gravy this stuff is, eh, different gravy. I'm hot.

INA. I get hot before a wave.

TRE. Is he asleep?

INA. Yes.

TRE. Hol? (*Loud.*) Hol? (*After a while of prowling.*) Me and Aeiola never did it, you know.

INA. What?

TRE. The ostrich.

INA. Why make stuff like that up?

TRE. To make you laugh. People laugh.

INA. That was all lies?

TRE. Half of it. Worst half. It's been on the cards.

INA. You're classic, Tre.

*He stares at* INA. *After a time, she looks at him.*

TRE. I only did it cos of you.

INA. Shut up.

TRE. Did.

INA. Shut up, Tre.

TRE (*after a while*). He looks like he's dead.

INA. In a month he'll be at uni. I know how it's gonna go. I'll go visit him, and we'll argue the whole time, and his new friends will all be total douches, they won't but that's how I'll feel, and then each time we'll make up and it'll be like great, like what-the-actual-fuck, and it'll be the same a couple of times till like the second term maybe, and then one time he'll feel so bad he'll come and visit me, where I am, cos he wants to break up with me, and we'll argue, and he'll hate my friends, and so it's gonna end. Everything does. Everything ends.

TRE (*after a moment*). Why d'you never tell Hol about what I said to you? You never told him, did you? Why?

INA. Because it would destroy you as friends.

TRE. That isn't the reason though.

INA. What is?

TRE. I think a bit of you's crazy about me.

INA. Do you?

TRE. Yeah.

INA. Why do you say that, Tre?

TRE. Because I think attraction goes like that. It's a two-way thing.

INA. Don't you think that's really shit to say that? Hol sleeping there?

TRE. Yes.

*He gets up, crosses to* HOLMAN, *leans over and kicks him softly.*

INA. Don't do / that.

TRE. Hol?

HOLMAN *doesn't move, but groans incoherently, clearly oblivious.*

INA. That's mean.

TRE. I was gonna wake him. And tell him.

INA. No, Tre. That's not funny.

*Silence.* TRE *comes back and stands by the fire, close to* INA.

TRE. I'd only say it cos it's true. Every word of what I said to you last year was, true. I still feel it. Have done since I told you. For a year.

TRE *suddenly lunges and hugs* INA, *burying his head in her neck.* INA *doesn't move. They stay like this with* TRE *above her, bent double. It's both creepy and sad, and strange. It goes on for a while, with neither* INA *nor* TRE *moving, until* TRE *at last disengages himself, stands again, and sits back down. After a while.*

I realised all my friends are cunts, 'cept for you and Hol. I'm a freak. A monster.

INA. Why?

TRE. Nah. (*After a while.*) Sometimes I get hit how fucking sad this world is. I got hit with it when Aeiola took her bra off.

INA. What, Tre?

TRE. Her tits were so terrible. I mean, I don't mean like not-great terrible, I mean like disasters. Little boss-eyed things, / you know…

INA. So, what?

TRE. It's fucking tragic. Obvious it's why she's such a g'eat lump… she's probably been trying to grow 'em by stuffing her face. I thought about it, she wasn't like being seductive when she pinged off her bra, it was like she was coming clean with I she was so torn up about 'em, to see if I minded. Fuck. I only got into shagging her out of pity. (*Posh.*) Whole thing's an asslute bloody shar!

INA. Please don't do the voice.

TRE. Why?

INA. It's not you.

TRE. 'S a fucking tragedy.

INA. What is?

TRE. To want someone you can't have, that's out of reach / of you…

INA. I'm not. Out of reach. Tre. We have great conversations…

TRE. Bullshit. You talk loads more with Hol.

INA. I talk about high things with Hol, but with you real things.

TRE. Yeah?

INA. Yeah.

TRE (*almost in tears*). I can't bear this feeling you feel something and not knowing if you do, that's what I have to know cos I'm caught in nowhere land, but then I reckon you wouldn't say it if you did cos, well you wouldn't cos it'd be cruel, wouldn't it? I think you think like that. But now I have to know, before you go upcountry.

INA. Tre.

TRE. Yes.

INA. I don't have feelings for you.

TRE *takes this in.*

You lied, when you said you were over me. You were wrong to do this if you felt like that.

TRE. I only came to say goodbye.

*After a while.*

When you both go I'm gonna die.

*They notice* HOLMAN *stir.*

(*Quiet.*) What about him? If he's like that. You think taking this stuff was a good idea?

INA. Not really.

HOLMAN *suddenly sits up, making them turn. He takes a while to open his eyes.*

HOLMAN. Wow. Wow.

TRE. Hot…

INA. It's just a / wave.

TRE (*to himself*).…get cool…

TRE *gets up and makes an arc towards the waterfall, putting on the earphones from his iPod, wading through the pool, and collapsing at the base of the waterfall so his head is chilled by the trickling water. He wails at the cold shock. We start to hear (low at first) the music from his iPod, which is in sync with images now appearing above him against the wall. These are an extraordinary dance of shapes, figures, patterns and geometries that slowly start to play, as if from his inward vision, projected on the black moss of the wall, developing/intensifying over the following.*

HOLMAN. Shit.

INA. You okay?

HOLMAN. Uh-uh. How long have we been here?

INA. Few hours.

HOLMAN. That can't be right.

INA. It's not even light.

HOLMAN. No!?

TRE (*suddenly shouting at the top of his voice*). Fu-u-u-u-ck!

*This echoes.* HOLMAN *drinks/washes and collects himself.
When the echo stops.*

INA. He's okay.

HOLMAN. That was the most intense experience of my life.

INA. Can you remember it?

*After a while...*

HOLMAN. I remember blowing out the smoke. I remember
thinking this is doing nothing then I got the hit, and I was
like... I remember I thought oh fuck oh fuck what've I done?
I've fallen into a trap. The floor dropped away. This place was
gone. My consciousness was gone... ripped out of me... like
an animal getting skinned. I didn't know where I was, I had a
sense of I, but didn't know it was me. Then the blackness
started falling away like in blocks, and I watched them
twisting and fall, and started rolling to the side and it was us,
me and you, and we were dancing... but we were cartoons,
and I was there but I didn't know who I was. I opened my
eyes, and you saw me, didn't you? I opened my eyes?

INA *shrugs.*

I didn't open my eyes?

INA. Your eyes were closed, all through.

HOLMAN. I don't want to say any more.

INA. I'm cool. I'm okay, Hol. You can tell me.

*A disturbed look has come over* HOLMAN'*s face. His mood
changed.*

HOLMAN. I got pulled into this totally other world. I felt everything I'd known about everything was false. *This* was reality. I thought fuck this this is real, this is magic, or actual spirits, and it's not funny. I opened my eyes, and I thought I was waking from a coma I'd been in for like ages, years. I never opened my eyes?

INA *indicates not.*

And I was really frightened, I started to climb, I didn't know / where…

INA. You tried to climb the wall.

HOLMAN. Did I? I was so fucking terrified. I knew there was something really wrong, I'd lost myself and it was too late to go back. Reality was just meaningless. I could taste it. Still can. (*Spits.*) It felt like madness. It wouldn't go. It was like even the meaninglessness had no meaning at all… does that make any sense? (*Tearful.*) I felt ashamed I ever thought I was anything… Then I was made to go into my place, like into a slot, I tried to speak, but I couldn't, I was just a piece of matter, factory-made, genetically made. Just a flake of life. Nothing.

TRE *behind suddenly laughs wildly and stops, breaking* HOLMAN*'s account. They look round at him and observe him.* TRE*'s eyes remain closed, but he moves his head as if blindly aware of the projections on the wall above him.*

I thought I'd be trapped for-like-ever, I was *so sad* because I could feel you were, near, and we were inside like a membrane and there were other beings who were like… patches in it, they were speaking an amazing feminine language which felt really old… it didn't have meaning how words do. It was… I can't explain. And I began laughing and laughing. I must've sounded mad, did I? Was I laughing?

INA *shakes her head.*

Then I tried to say something to you but I realised the words couldn't be made in our bodies.

TRE (*still in his own world*). Oh fuck, my birds, oh fuck.

HOLMAN. Then the cave started to make sense again. I remembered I'd done the pipe, and that was like the biggest feeling of relief, and it felt like I was coming home, and I started feeling deep waves of love for you. And as I came back I got hit with the truth, that it's relative, the truth, of course it is, it has to be, that's why it's everywhere, that's why it's everywhere. And truth, *philosophy*, all of it, is just utter, utter shit.

INA *goes to him and hugs him tightly.*

That was the scariest experience of my life. And the best. The *best*.

Imagine everybody did this stuff?

TRE *groans. They turn to see him, eyes closed in the waterfall, mumbling to himself, the images playing above. It should be impossible to tell whether he's smiling or crying, in heaven or hell.* INA *and* HOLMAN *laugh, turn back and embrace.*

INA. It's okay… / okay…

HOLMAN. Fuck. I remember now, when I crossed, I crossed… it was like there was a consciousness *there*, not mine, someone, laughing at me, like some seen-it-all nurse, observing, like without even looking at me, saying… 'Did you think you could play with this stuff? Did you think you could play with this?'

INA.…it's okay, it's okay…

*He leans his head on her, she kisses him, as the images on the wall and the sounds/music play out.*

## Scene Nine

*The cave is dark, the fire lower.* TRE *is now sitting on his haunches, staring into the flames, snivelling quietly to himself. He has been like this for a while.* INA *and* HOLMAN *are asleep by the fire, semi-clothed, locked together.*

HOLMAN *wakes, sitting up suddenly, happy, and sees* TRE.

HOLMAN. Tre?

TRE. Mmm. (*Concealing his tears.*)

HOLMAN. You okay?

TRE. Okay, boy.

HOLMAN (*of himself*). Still alive. This is fucking a-wack, man. From Wackanooga, Wackington, Wackshire, Wackeroo. I was spinning out again like crazy in my sleep. Woken clear as a bell. You?

TRE (*shaking his head, stuck*). Kerned, boy.

HOLMAN (*concerned*). Yeah?

TRE. Wunted. Wunty McWunt, of Wunthampton. Been having fucking eargasms, boy, can't shut my eyes.

HOLMAN *notices he's only half-dressed and sets himself straight.* TRE *takes the opportunity to conceal his tears.*

HOLMAN. You still spinning out?

TRE. Can't shut my fucking eyes for fear, boy.

HOLMAN. What's there?

TRE. Lines everywhere. It's disturbed, boy, fucking disturbed.

HOLMAN. You're okay.

TRE. Not sure o'that, pard, not sure at all.

INA *rolls over in her sleep, chattering away in Greek incomprehensibly to herself. This fades into mumbles and back to silence.*

TRE *moans*. HOLMAN *laughs*.

HOLMAN. Shut your eyes, just let it / go…

TRE. I'm not closing my eyes! (*Breathing hard, clearly distressed.*)

HOLMAN. What's there.

TRE. Lines! Like a bad case of maths with Mrs Peety…

HOLMAN. Yeah?

TRE. I'm being… fuck I'm gonna fall… so high up… it's messed.

HOLMAN. What're you seeing?

TRE. Everything stretched.

HOLMAN. What?

TRE. You, I… and Ina… in a grid… growing out like all the time, fast. And there's someone else… behind… / me.

HOLMAN. Who? Take a look.

TRE. No!

HOLMAN. Why?

TRE. I don't fucking want to!

HOLMAN. Who is it?

TRE. It's in I… in I. Now it's stretched… you're both… way out… going down / the lines!

HOLMAN. Go with it.

TRE. Shit!

HOLMAN. Let go!

TRE. No!

HOLMAN. Do it!

*TRE closes and opens his eyes a few times.*

TRE. Okay. I'm good here, on this ledge. I'm okay. I'm staying here. That's okay. That's okay.

*The effects lift/fade in the cave, almost literally raise and vanish.*

Ge's away. That were intense.

HOLMAN. Okay?

TRE. Yeah, yeah, I'm. Yeah.

*He turns around, checking behind him. He revolves, stops, recovers, breathes and relaxes.*

This stuff's fucking cereal. Pass me. (*Drinks.*) You?

HOLMAN. Comes and goes.

TRE. You're no joking, boy.

HOLMAN. The pipe was something else. The hit.

TRE. I en't doing that, boy. 'S ez hot enough for I.

HOLMAN. I died. I went… or somewhere close. I can taste it in my mouth. Got this fucking death taste in my mouth. (*Spits.*)

TRE. That's radical, boy.

HOLMAN. This is the best thing I've ever done. They'll ban it, they will, they'll ban anything as real as this. (*Shouts.*) Re-al!

*The word echoes in the cave. Unseen to them this wakes, or starts to wake, INA (who doesn't stir, or even open her eyes for a while). When it's silent again.*

TRE. What's the good of that though, boy? Eh? I don't know. Tasting death before your time.

HOLMAN. To come back. And see how sparkling it is, the world is… every little thing… how it's held together. By us. The only thing real's what people believe you know, between them, you know. Nothing else is even real.

TRE. Ezzn't that what I been tellin' you, pard?

HOLMAN. Ey?

TRE. 'Bout fucking off to the great cocktropolis.

HOLMAN. I'm going, Tre. I'm gonna be a fucking normal. A monster. That's my fate. You don't believe in fate?

TRE (*after shaking his head*). If anyone's a monster 'ez I. I am.

HOLMAN. Why? (*After a silence.*) Tre?

TRE. Yeah?

HOLMAN. Why?

> TRE *indicates no*.

Why're you the monster?

TRE. Can't say.

HOLMAN. That bad?

TRE. Ezn't that bad.

HOLMAN. What then?

TRE. Ez that bad.

HOLMAN. There's nothing you can't say to me, man.

TRE. Ezn't there?

HOLMAN. It's all a fucking hallucination. I love you, man.

TRE. Yeah.

HOLMAN. I don't want to bum you or anything.

TRE. That's a relief, boy, got a load o'leaves up my arse.

HOLMAN. I understand why they made people level down with each other before they took this stuff you know, cos it's fucking...

TRE. What, bud?

HOLMAN. The world pulls you apart. People apart. That's what it does. There's nothing you can say about yourself that's bad.

TRE. No? Sure? (*After a moment.*) What about I love Ina? What about that, Hol? Can I say that? Cos I always have. There. Said it. Ever since I heard her speak, first time, saw her smile. When she first came here. Insane *insane* in love with her I've been. Still am.

HOLMAN. Cereal?

TRE. Hundred per cent wholewheat.

HOLMAN. Yeah?

TRE *indicates no.*

You kept that in all this time?

TRE. I told her. Told her a while ago. A year.

*They stare into the fire for a while, before* HOLMAN *gets up and suddenly attacks him, falling on him and pinning him on the rock in a way that's half-boyish, half-cage fighter, landing punches to head and body.* TRE *remains mainly passive, taking the blows, only once or twice giving one back when it's painful.*

HOLMAN (*as he punches him, muted so as not to wake* INA). Every... fucking... time... you were hanging out with us... you were just... getting in... were you...? Did you kid yourself you weren't? You fuck.

HOLMAN *gets off him and sits down again.* TRE *slowly recovers and sits up, straightening himself out.*

...you deluded fuck!

*Downstage* INA *starts to stir, unseen by* TRE *and* HOLMAN.

Like me.

INA*'s eyes open, but she remains perfectly still, listening.*

TRE. We all have our secrets, boy. You never told her you
    wanted to break up with her before you go to uni. Did you?
    Eh? Why?

HOLMAN *shrugs*.

Why didn't you tell her? Well then, my bird.

INA *continues to stare out. Then sits up, suddenly.*

INA. I dreamed. I was in this cave, but it was like a tunnel, and
    I was living at different times, from way in the past, way
    way into the future. Everything was connected. It was like
    seeing like a god sees. I was in a stream, a river, where souls
    go when they die. Everything seemed to flow in *in* or
    *through* it, and when I woke I felt this cave was part of me, I
    was it. So peaceful. When I was waking. I was part of this
    rock. There was no difference. It felt so peaceful.

*Fade.*

## Scene Ten

*The fire is the lowest it's been. The three are sitting apart, in
different parts of the cave, more separated from each other than
at any time. INA is huddled where she woke, downstage by the
fire, sipping water. TRE is on one side. HOLMAN is perched on
the other, wearing a glow stick in a ring around his neck.*

HOLMAN. Why don't you do the pipe?

INA. I don't want to.

HOLMAN. That was nothing. What you experienced. Just a
    dream.

INA. I felt so good as I was waking…

HOLMAN. It's not about feeling good. It's about facing reality,
    existence, the shit of it, dealing with it, owning it. That's the
    point of this stuff, and it's harsh, and dangerous, and hurts.
    But you don't want to share / that…

INA. Hurts?

HOLMAN. Yeah.

INA. Hurts?

HOLMAN. Truth does. It / hurts.

   INA *lets out great, long wail.*

TRE. Fuck, she's freaking out.

INA (*immediately herself*). No. No.

HOLMAN. You freaking out?

INA. I'm cool.

HOLMAN. What then?

INA. I can't say! I can't say or I make it happen. (*Gets up. In answer to* HOLMAN*'s look.*) I gotta piss. Okay? Can I do that?

   INA *goes behind the rocks. We hear the boom of the sea outside.* HOLMAN *stands, agitated, and comes close to* TRE.

HOLMAN (*sotto*). I think maybe I always knew there was something secret between you, / I did…

   *From here,* HOLMAN *starts leaping around on the furthest rocks, and ranting, wired and almost trance-like, the glow stick round his neck.*

TRE. I shouldn't have said / anything…

HOLMAN. Or maybe I'm in a fucking loop, cos now my mind's going back / and back…

TRE. Oh / fuck…

HOLMAN.…over everything. Can that happen? The past change? I mean when you know something new? Can it change?

TRE. I only said it because you're going / away.

HOLMAN.…is that possible? Nothing's real, nothing's solid. Nothing.

TRE. I only wanted to be honest.

HOLMAN (*sotto, close*). Don't say anything when she comes /
    back.

TRE. What?

HOLMAN. If you speak when she comes back I'll kill you, I
    mean it. Swear it. You owe it to me, you owe me.

   TRE *reluctantly nods*. HOLMAN *re-climbs to the top of the
   rock*.

TRE. I don't know 'bout honesty, Hol, reck it may be overrated,
    boy.

HOLMAN. How d'you think the world's got in its mess? Too
    much honesty?

TRE. I don't think this stuff's good…

HOLMAN. No, it's better than that.

   INA *returns*.

   You okay?

INA. Yeah.

HOLMAN. You seem, I dunno…

INA. What?

HOLMAN. Like…

INA. What?

HOLMAN. Angry.

INA. I'm not angry.

HOLMAN. Or like you're hiding something?

INA. No.

HOLMAN. If you were you'd say though, wouldn't you?

INA. Yes.

HOLMAN. You'd say. If you were.

INA. I'm not.

HOLMAN. But *if* you did have something you were hiding, if you were hiding something though, you'd say it.

INA. Yes.

HOLMAN. Cos I think honesty's like the only thing…

INA. Stop / it, Hol…

HOLMAN.…the most important thing, honesty's like everything, you know? You agree?

*No answer.*

You'd say it then if there was anything to say? You'd swear on it, swear on your / life…?

TRE. Oh fucking hell.

HOLMAN. Shut up, Tre.

INA. What do you want to say, Hol?

HOLMAN. Why didn't you tell me?

INA. Tell / you?

HOLMAN. Yes. Tell me.

HOLMAN *looks at* TRE *for an answer.* TRE*'s look/movement betrays his thoughts.* INA *sees this.*

INA. You'd have to know?! You'd have to! Have to! Have to!

HOLMAN. Yes.

INA. What good does it do? Would it, have done? To tell you? What? I couldn't tell you without destroying every / thing and everyone.

HOLMAN. That's not why you didn't / tell me though…

INA. Why, why / didn't I?

HOLMAN. Because it was a secret.

INA. Is that why / really?

HOLMAN....and secrets are power. Power.

INA. You think not telling you was power?

HOLMAN. / Yeah.

INA. Don't blame me, don't bully me, I'm the one who should have some power in this place! But I don't have any!

HOLMAN. Because you're not honest with yourself. And that's where all the troubles start, / the whole world's...

INA. No, no, / no that's not where they start...

TRE (*as self-recrimination*). What have I done, what have / I done...

HOLMAN (*from here, pacing, and leaping around the cave, wired*). If you're dishonest how can you pretend to be honest with yourself? It's so obvious to me now it wasn't philosophy that made them, your ancestors. All that bollocks philosophy, words, was like just the brain-fart at the end of it, an intellectual death rattle. It was *this*, doing *this*, from way back, before the slaves and the nice fascist buildings, and the whole Platonic idealistic mindfuck, everything philosophy *isn't*. They got baked to fuck on this stuff and stared into the dark, every winter of their lives, generation on generation. That's what made them. That's what stuck them together. And what do we have now? The village fête? A royal fucking wedding? Festivals in razor-wired fields for the blunted rich to be tribal for a day? Why don't you do the pipe?

INA. No!

HOLMAN. Why won't you?

*After* INA*'s shrug.*

Because you're scared of yourself. (*At* TRE.) We came here to 'touch the goddess'. Nature. That's what they were doing, way back, for like thousands of years. Once a year, every year, since before they could remember, everyone went down to the sea, everyone, into caves, back inside Mother Earth. To worship Demeter. Some goddess of the harvest?

Bollocks. Demeter. De-meter. De for God, Goddess. Mater, Mother. Get it? This was the last memory, the sacred, the key, from when nature had power, and women. Ina.

INA *is nodding, visibly upset.*

Even then, in 'civilised', women-hating Greece… (*At* INA.) when you'd been made not much more than slaves. (*To* TRE.) Then it all gets rebranded, right, the elite gods get promotion to Olympus, and the goddesses get married off, and everyone's ruled by Zeus. Zeus the Father. Zeu Pey-ter. Ju-peyter. Not a name, a title. St Peyter. The Holy Father. (*Posh.*) Morning Pater! (*As before.*) And Civilisation is born. Man's. And Nature's fucked. (*To* INA) That's what you wanted to connect with, wasn't it? The old religion? 'The feminine'…? But when it comes to it, when you have to take the leap, you / won't…

INA. I *did* have it, *in my dream*, it was *inside* me, it doesn't have to be a *thing* you *take*, that breaks you in pieces. I don't want to *smoke* it in a pipe. I want it *in* me… / *inside*…

HOLMAN.…because you're scared! Because you don't want to lose / your*self*…

TRE. I can't stay here no more. I can't listen to you and the king o'the underworld going on. (*Starts collecting his stuff.*) It's my fault…

INA. You're not going…

TRE. I am.

HOLMAN. You can't go, Tre.

TRE. Why?

HOLMAN. The water's too high.

TRE. I can swim… under the bar.

INA. Not in the dark, / Tre…

TRE. I'll be fine.

HOLMAN. You can't see the rocks / outside…

INA. It's too deep / now…

HOLMAN. There are currents, you can't go.

TRE. Watch me.

INA. Stop, Tre!

TRE. Gone.

*She grabs him and he goes still.*

Let go.

TRE *slowly but with force removes her grip, and continues to pack his stuff.*

INA. Don't do this.

TRE *starts to wade through the water towards the cave entrance.* INA *watches frozen for a moment, unable to believe what's happening.*

Stop! Wait. No, listen. Listen to me, please!

*The 'please', almost screeched, stops* TRE *in his tracks, and seems to hold him.*

I have a vision now, for real, dark, dark, awful that you'll die. There's a spirit in control of you… a kind of demon… you don't understand it… this demon… spirit… force… you think these things are nothing but they can be real, they can, these spirits, are powerful, real, more than real, and it doesn't care about you or your life, Tre, that's what's making you do this… I beg you, don't do this, don't don't don't, you don't understand, there are demons that can enter and control you…

TRE *shoulders his stuff, and heads off again towards the entrance.*

(*To* HOLMAN.) Why don't you stop him!

TRE *looks up at* HOLMAN. *There is a moment, while* HOLMAN, *on his high rock, appears to make a judgement.*

HOLMAN (*shrugs*). Go. Kill yourself.

*TRE continues towards the entrance. INA is beside herself and suddenly lets out a wail of frustration. TRE is stopped again in the water by the force of it.*

INA. I said the wrong thing, that's the wrong thing to say... *you* are in control, you are you are! (*Running and shouting after* TRE, *now barely visible, at the cave entrance.*) stop stop please... YOU WILL DIE!

*TRE continues to wade out, and stands for a moment, barely visible, like a ghost in the blackness of the cave entrance.*

*In the deep niche/recess of the back cave wall, the eyes now reappear, but almost imperceptibly, starting to shine out of the blackness, unnoticed by the three.*

*As* INA *runs to* HOLMAN, TRE *disappears completely into the darkness.*

I've said the wrong thing, wrong, again, I don't have the words... you *want* to die, yes yes of course you do, you want to... to be *grander... greater!* This is a man's way, vain, a coward's way... not to care for anyone but your own idea, to be a stupid sacrifice!

INA *scampers up to* HOLMAN, *utterly desperate.*

(*In Greek\* where italicised below.*) *Stop him!* When bad things happen we don't see it come, *but to do something now now before takes courage, now! Oh God!* Oh God are you under a spell? You will do nothing, sat on your rock? Wake up, wake up! *Listen...*

*Running between* HOLMAN *and the entrance of the cave.*

*Oh God how do I say it?!... It's now, now, I don't know the magic word!* (*Calling into the darkness*). I don't have a magic word! Everything's moving so fast. (*Not knowing who to address.*) To do this, mad, mad, mad, it is like this, to destroy each other... *to destroy each other!*

*She looks into the blackness of the cave entrance.*

Gone. *Gone.*

---

\* These should be translated into the language/dialect of the performer's/director's choice. On this please see initial character note (page 10).

*INA produces an extraordinary preternatural sound, of frustration and anger and powerlessness. When it has echoed, faded, and the cave has returned to silence…*

All I can do is scream like a stupid child.

HOLMAN. What's happening?

*After a moment,* HOLMAN *suddenly jumps up and runs quickly to the furthest point of the rock, helplessly looking into the darkness.*

(*Calling into the dark.*) Treeve…?

*The shout echoes to silence.*

INA. Too late.

*INA stops and goes suddenly very still, frozen, looking back at the wall of the cave.*

What is that? Hol? What is that?

HOLMAN. What?

INA. That. That.

HOLMAN. Just the adit. (*To himself.*) He'll be okay, he'll / be okay…

INA. No. No. In in. Inside…

HOLMAN. Where?

INA. Look.

HOLMAN. You're just freaking out.

INA. Don't you see it?

HOLMAN. I don't see anything.

INA. You can't see it there –

HOLMAN. There's nothing / there…

INA. Come here, come here!

*Something in her voice makes him go to her. He goes quiet, then…*

HOLMAN. It's just something in the rock.

INA. No. No.

HOLMAN. What is it then?

INA. I don't know.

> HOLMAN *scampers back up the rocks towards the entrance.*

(*Panicky.*) Where are you going?

HOLMAN (*shouting*). Treeve…! Treeve…!

> *The word 'Treeve' echoes and echoes, hitting some reverberation in the cave so that it almost takes on a life of its own. When it's silent again.*

INA (*terrified*). Come back.

HOLMAN. It's in the rock…

INA. Please.

HOLMAN. No?

INA. Eyes.

HOLMAN. Fuck off, Ina!

INA. Don't you see them?

HOLMAN. No.

INA. There! There!

HOLMAN. They're nothing.

INA. There!

HOLMAN. Shut up.

INA. Again.

HOLMAN (*loud*). Shut up!

TRE (*unseen, quiet, ghostly… calling into the cave, echoing*). Ina?

INA. What was that?

TRE (*again unseen, ghostly*). Ina?

*The figure of* TRE *has just rematerialised/reappeared, almost imperceptibly out of the darkness at the spot where he had disappeared in the entrance of the cave.*

Are you okay?

INA. Tre?

TRE. S'happening?

*He sees* HOLMAN *high on the rock, and looks between him and* INA, *uncertainly.*

Heard the scream.

INA. Come here!

*INA is frozen, still staring into the dark.*

TRE. What'ez?

INA. They blinked.

HOLMAN. It's nothing.

TRE. What...?

INA. Ssh!

*TRE wades through the water, climbs out and joins* INA, *following her eyes.*

You see them?

TRE. What?

INA. Eyes, eyes.

TRE. Where?

*The eyes appear to blink.* TRE *freezes too.*

Shit.

*HOLMAN sees this and now jumps down quickly and joins them, so the three are staring upstage into the adit. They instinctively close together. We should now begin to make out clearly what could be a pair of eyes glinting from the darkest part of the recess, and seeming to move around. They should still appear ambiguous – a trick of the light, human, or something else.*

HOLMAN. It's nothing. Is it…?

TRE. Are we imagining it?

INA. Three of us?

HOLMAN. It moved, there!

INA. Is that another?

HOLMAN.…glinting.

TRE. What's it doing?

INA. Ask it. Ask it!

TRE. It isn't fucking human…

HOLMAN. What do you see?

TRE. Hey!

INA. Don't shout at it!

HOLMAN. Hey!

INA. I'm so scared.

HOLMAN. What do you want!?

TRE. Fuck off!

INA. Don't!

HOLMAN. It moved, again!

TRE. Ssh.

INA. What?

TRE. I thought I heard it.

HOLMAN. That's / her…

INA.…me…

HOLMAN *and* INA.... breathing.

TRE. Look!

INA. At what?

TRE. Look.

HOLMAN. What?!

*As the three watch, the eyes start imperceptibly slowly to blink, longer, and longer, as the light in the cave grows brighter, and finally to disappear. We hear the waves outside the cave, their muted crashes and a slower, deep boom, and then the softer sounds of water in the cave. Finally the light reveals the naturally glinting rock wall of the recess, and we should wonder how we could have ever have mistaken the glinting of the stone for something living.*

TRE. Gone.

HOLMAN. Nothing.

TRE. Ina?

*HOLMAN and TRE both look at INA between them. She is hunched over, and completely still, crouched on her haunches, and immobile.*

HOLMAN. What's the matter?

*She hasn't moved, remaining hunched up. HOLMAN tries to shake her awake.*

TRE. Ina?

HOLMAN. She isn't breathing.

TRE. God, oh God, oh God...

*Suddenly INA takes a huge breath and another, gulping down air.*

HOLMAN. Are you okay?

*INA nods, unable to speak. She gasps, trying unsuccessfully, and finally succeeding, to find her breath.*

TRE. Shit shit shit fuck fucking shit shit shit.

HOLMAN. Oh God…

INA. So scared. So scared. So scared.

HOLMAN. What just happened?

INA. It was me. I made it. I made it. It was me.

TRE. Was that real? That's wasn't real. Was et?

*Silence. We hear the stream, the sea and the waves outside.*

INA. I don't know.

*The three start to look at each other.*

What's the word for illusion… when it's shared?

*They are quiet, then start to giggle, and then go quiet.*

## Scene Eleven

*The three are running and leaping with joy through and around every niche and corner of the cave, splashing, and shouting at the tops of their voices. They stop and listen together to the echoes that take ages to disappear.*

**Scene Twelve**

*The three are curled up very close together on the platform rock, asleep,* INA *and* HOLMAN *facing each other,* TRE *with his back to* INA*'s, the fire is very low but glowing. The water visibly recedes in front of us, as the sunlight rapidly penetrates the cave, brightening until dazzling, reaching a climax as reflected patterns on the wall start to dance, the sunlight bouncing off the water…*

*Into – the three start to wake.* INA *first. She instinctively checks the now fully and brightly illuminated recess of the niche, then gets up and washes her face in the shallow water. As she sits back down to dry her face,* TRE *wakes.*

INA. Tide's out.

> TRE *also instinctively checks the recess in the back wall.* INA *brings down the beaker from the high rock that has been there throughout.*

TRE (*thirsty*). Is that water?

INA (*after a negative*). No. This is the *kykeon*.

TRE. What's that?

INA. It's what they drank at the end. It's barley and water. With a little goat's cheese / in it.

TRE (*after smelling it*). Fuck me!

INA. It's a peasant's drink. They still make this in the countryside. They drank it at the end, to remember simple things. Important things.

> HOLMAN *sits up.*

HOLMAN. Okay?

TRE. 'Right.

INA. Okay?

INA *puts the top back on the beaker, takes the Warrens pastie from her bag and starts to break it carefully into three.*

HOLMAN. Yeah. Tide's out.

TRE. That's a relief. The world's still there. And we're not mad.

INA. No.

*She hands* HOLMAN *and then* TRE *a third each of the pastie. As they eat…*

HOLMAN. God that's good.

TRE. Warrens ennet? Proper fucking pastie.

INA. It's good.

HOLMAN. 'Bout the best thing I've ever eaten in my life.

*Silence. After which* INA *hands* HOLMAN *the kykeon.*

Do we say anything?

INA (*in Greek*). Rain and conceive. (*In English.*) Rain and conceive.

HOLMAN. Rain and conceive. (*Drinks and hands it to* TRE.)

TRE (*drinks*). Rain and conceive. God, that's the mustard, that is.

INA (*in Greek*). Rain and conceive.

*She drinks and then hands it to* HOLMAN, *who takes a second sip, who hands it to* TRE *who does the same, who hands it to* INA, *who finishes it.*

HOLMAN. Imagine your religion came down to this? The sharing of some barley water.

*They all look towards the entrance of the cave.*

INA. If you did this, like you did this every year. Like they did. It would be hard to see your neighbour starve. In winter. To watch someone you'd been through this with starve.

*They stare at the light at the entrance.*

I bet we three will always remember this.

*They stare a little longer at the entrance.*

HOLMAN. Shall we return to the world?

TRE. Not particly bothered. Could stay a bit.

INA. Me too. I'm not bothered.

*Silence. After a while they all get up, together, intuitively.*

HOLMAN. Well. Have we been enwisdomised?

TRE (*upper-class*). Asslutely.

HOLMAN (*upper-class*). I think, my friends, that we achieved uppage.

INA. It was sick.

HOLMAN. It was.

TRE. The sickest. 'Twas, my birds.

HOLMAN (*upper-class*). Quite quite the catatonic required.

INA *starts packing, putting everything that's in reach back into the bag.*

TRE. I'm going to miss you both more'n I'll say. There'll be nothing here, but winter everlasting. Same jokes and same people.

HOLMAN. You start Warrens Monday?

TRE. Ess.

HOLMAN. Be something.

INA. Hey. You want to say goodbye to Iacchos… Iacchos Dionysus? Before he goes away.

INA *holds up the little Power Ranger.*

HOLMAN. Goodbye, Iacchos.

*She makes the figure bow.*

INA (*in Greek, literal translation, as Iacchos*). Farewell, Holman.

TRE. Goodbye, Iacchos.

*She makes him bow to TRE.*

INA (*in Greek, literal translation, as Iacchos*). Farewell, Tre.

*She mutters something to the little figure, kisses him and puts him away in the bag.* HOLMAN *and* TRE *stand. They close together, picking up the last things.*

HOLMAN. You ready?

TRE. No.

INA. Come here.

*The three embrace, and suddenly dance madly in a tight circle, their arms round each others' shoulders, revolving rapidly three times or so, laughing and shouting. They stop and break, as suddenly as they started, and pick up their things.*

HOLMAN. Shall we rejoin the great hallucination?

HOLMAN *steps into the apparently shallow water, and sinks to his middle.* INA *wades in.* TRE *follows, holding his unused sleeping bag above his head.*

INA (*in Greek*). One… two… three…

TRE *and* HOLMAN *submerge under the water, but* INA *holds back. She turns and looks back at the adit, and after a last look round the cave, nods to it. She turns back, takes a breath and follows the others. The three move off, their things held above the surface, as they head towards the entrance of the cave. They disappear. The light continues to play on the walls of the cave, the tide returns and the water becomes still again. As the light fades to blackness in the cave, the naturally twinkling rock in the depth of the recess shines and glints, like multiple pairs of eyes, before fading with the last of the light to blackout.*

*End.*

## Cornish Words and Accent

The dialect of the far west of Cornwall is huge, but it can be
difficult to find good glossaries for the odd word that might be
unfamiliar in the play. This is the dialect and distinctive accent
of the mining area of West Penwith rather than the country
accent of other parts of Cornwall. It's distinct even from the
accent of St Buryan a few miles down the road. I've tried to
characterise the sound of it on the page so there is at least some
expression of the difference between the way Tre and Holman
speak for the reader. I've approximated this by using 'ez' for 'is'
and 'en' and 'et' for 'in' and 'it', etc., but in reality the sound is
closer to something between the two, a softened 'i', just as the
Cornish 'r' is softened very slightly by a natural rolling of the
letter that comes from elongating the previous vowel.

Here's a very short gloss of some of the words that might
otherwise be hard to find.

| | |
|---|---|
| *clem* | damp (understated for soaking) |
| *Where's a' to 'en* | Where is it? (lit. 'Where's it to then?') |
| *putaway* | buried |
| *goosegog* | gooseberry |
| *'ep* | epic |
| *besting* | weighing up |
| *athurt* | facing sideways |
| *pard* | partner (like 'bud', an example of Cornish influence on American-English) |

| | |
|---|---|
| *wethy* | with you |
| *'tez* | it is |
| *let's ab'm* | let's have them/it |
| *will be some one day* | (not a misprint) 'some' here is an intensifier |
| *Ge's on* | Get on ('Get on with you'/'Get out of here') |
| *blow-in* | outsider |
| *edjack* | idiot |
| *nether* | neither |
| *upcountry* | England, but pretty much anywhere east of Penzance |
| *no* | not |
| *pennyshort* | short of sense |
| *anfer* | and for |
| *tatchy* | bad tempered |
| *keck* | kick |
| *g'eat* | great |
| *kerned* | churned up, wasted |
| *Ge's away* | Get away |
| *ess* | yes |

With thanks to Celeste Osborne for her help and additions.

**www.nickhernbooks.co.uk**

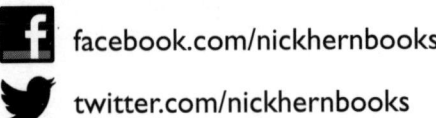

facebook.com/nickhernbooks

twitter.com/nickhernbooks

der Schuster schustert zu das Loch.

Wer will fleißige Handwerker seh'n,
der muß zu uns Kindern geh'n.
Stich, stich, stich,
der Schneider näht ein Kleid für mich.

Wer will fleißige Handwerker seh'n,
der muß zu uns Kindern geh'n.
Rühre ein,
der Kuchen wird bald fertig sein.

Wer will fleißige Handwerker seh'n,
der muß zu uns Kindern geh'n.
Hopp, hopp, hopp,
jetzt tanzen alle im Galopp.

(Verfasser: unbekannt – um 1900)

■ ■ **Weitere Liedvorschläge**

— Handwerkerlied (Roidler Jackl)
— Und wer sein Handwerk nicht versteht (Volkslied)
— Ich hoble hin und her (Ich bin ein Schreiner, hoble glatt, ich
hoble hin und her) (Volkslied)
— Als ich ein jung Geselle war (Volkslied, 18. Jh.)
— Es zogen drei lustige Handwerksleut (Volkslied)

■ **Weitere Übungen zur Ressourcenförderung/-erhaltung**
■ ■ **Wortfindung**

Was für Werkstätten gibt es?
Autowerkstatt, Fahrradwerkstatt, Zweiradwerkstatt, Holzwerk-
statt, Werkstätten für Menschen mit Behinderungen, Lernwerkstatt

■ ■ **Anagramm**

W E R K S T A T T W A G E N
Werk, Statt, Wagen, Tage, Satt, Stark, Karte, Warten, Raten,
Arten, Art, Akt, Kasten, Ast, Watte, Gatte, Natter, Saat, Werken,
Weg, Geste, Gast, Staat, Tat …

■ ■ **ABC-Sammlung**

— A – Amboss, Axt
— B – Besen, Blaumann, Beil, Bohrer
— C – Cutter, Crimp-Zange
— D – Drehmel, Drechsel, Dekupiersäge, Dietrich, Dübel

- E – Engländer
- F – Fäustel, Franzose, Fuchsschwanz, Feile
- G – Glättkelle, Gehrungssäge
- H – Hammer, Haspel, Hebebock
- I – Inbusschlüssel
- J – Jochpresse
- K – Kelle, Knarre, Kombizange
- L – Lötkolben, Lochzange, Laubsäge
- M – Meißel, Monierzange
- N – Nagel, Nuss, Niete
- O – Ölkanne, Ölstein
- P – Pinsel, Puksäge
- R – Raspel, Rohrzange, Rechen, Ratsche
- S – Schleifpapier/-wolle/-schwamm, Spitzhammer, Spaten, Sichel
- T – Tacker, Trennscheibe, Tapetenmesser
- U – Unterlegscheibe
- V – Vierkantschlüssel
- W – Walze, Wasserpumpenzange
- X –
- Y –
- Z – Zange, Zentriereisen, Zirkel, Zwinge, Zollstock

■ ■ **Wortschnippsel**

- Die Werkzeuge aufschreiben und an markierter Stelle auseinander schneiden.
- Die Wortschnippsel verteilt auf den Tisch legen und zusammensetzen lassen.
- Sie können die Anzahl der gesuchten Wörter sowie den Schwierigkeitsgrad individuell anpassen.
  - Hammer: HAM-MER
  - Zange: ZA-NGE
  - Schraube: SCH-RAUBE
  - Lochzange: LO-CHZA-NGE
  - Drehmel: DRE-HM-EL
  - Laubsäge: LAU-BSÄ-GE
  - Schleifpapier: SCHL-EIF-PAP-IER
  - Werkstattwagen: WE-RKSTA-TTWA-GEN
  - Inbusschlüssel: INBU-SS-CHLÜS-SEL

Spielvariante: Pro Wort ein Umschlag und den Umschlag an die einzelnen Gruppenteilnehmer verteilen.

■ ■ **Rechenaufgabe**

Bernd benötigt für sein Projekt („Vogelhaus") Werkzeuge und Materialien aus dem Baumarkt. Seine Frau Rita ruft ihm beim Verlassen des Hauses hinterher: „Gibt nicht so viel aus …" Im Baumarkt
angekommen, geht Bernd seine Liste durch: Holzleim, Holzlatten,
Schrauben und neue Sägeblätter. Er hat 30 € dabei. Der Holzleim
kostet 3,50 €, die Holzlatten liegen bei 7 €. Schrauben und Sägeblätter kosten zusammen 13,50 €.

Wie viel muss Bernd bezahlen?
   Lösung: 24,– €

   Spielvarianten:

▬ Bei (möglicher) Überforderung stoppen und Zwischen-
   ergebnis nennen lassen.
▬ Nach jedem Satz die Anzahl der Personen nennen lassen,
   Ergebnis aufschreiben und später alle genannten Personen/
   Zahlen rechnen.

**Sprichwörter/Redewendungen**
   ▬ Neue Besen kehren gut.
   ▬ Eine Schraube locker haben
   ▬ Die Axt im Haus erspart den Zimmermann.
   ▬ Nägel mit Köpfen machen
   ▬ Wissen, wo der Hammer hängt
   ▬ Jemanden in die Zange nehmen
   ▬ Den Nagel auf den Kopf treffen
   ▬ Wo gehobelt wird, da fallen Späne.
   ▬ Ein schlechter Handwerker schimpft immer auf sein Werkzeug.

■ **Wahrnehmung**

1. Die Materialien fühlen und beschreiben.
▬ Wie fühlt sich das Schleifpapier an?
▬ Wie fühlt sich die Polierwolle an?
▬ Wie fühlen sich die Schrauben an?

2. Pärchen finden.
Man benötigt zwei Jutebeutel oder kleine Kopfkissenbezüge. In
jeden Beutel wird jeweils ein Gegenstand der Pärchen gelegt. Nun
sollen die Pärchen nur durch Fühlen aus den Beuteln herausgeholt

werden. Man kann auch zwei Schuhkartons präparieren und die Materialien hineinlegen.

■    **Merkfähigkeit**

Materialien auf den Tisch legen, anschauen lassen und danach abdecken. Nach einer kurzen Zeit gemeinsam erinnern, was unter der Decke liegt (in der Zwischenzeit Musik hören, Quizfragen beantworten o.Ä.).

■    **Bewegungsübungen**

━    Die Gruppenleitung macht Handhabungen bzw. Bewegungen mit Werkzeug vor. Die Teilnehmer versuchen, diese zu erraten, und führen die Bewegung danach nochmals gemeinsam durch.

━    Holz sägen, Nagel mit dem Hammer reinhauen, Holz schleifen, polieren, raspeln, etwas löten, etwas schrauben, etwas mit dem Cuttermesser schneiden, etwas abmessen

Spielvariante:
Die Teilnehmer ziehen Karten mit Werkzeugen und sollen die Handhabung des Werkzeugs pantomimisch darstellen. Die anderen Teilnehmer können raten: Hammer, Schraubendreher, Schleifpapier, Raspel, Löten, Sägen

## 6.13    Gruppenstunde: Zweiräder

Neben Autos sind Zweiräder ebenfalls ein Thema, was Männer beschäftigt. Sei es das eigene Fahrrad oder ein Motorrad. Oft wurden die Fahrräder der Kinder geflickt. Am Wochenende wurden Radtouren unternommen, oder manch einer hat sein Auto ganz stehengelassen und ist mit dem Rad zur Arbeit gefahren. Gerade Motorräder sind häufig ein beliebtes Hobby gewesen (◘ Abb. 6.13).

**Materialvorschläge**
━    Nummernschild
━    Fahrrad-Kit-Kasten
━    Klingel
━    Spiegel
━    Motorradhandschuhe
━    Bilder von Motorrädern
━    Fahrradschlauch

**▣ Abb. 6.13**  Zweiräder

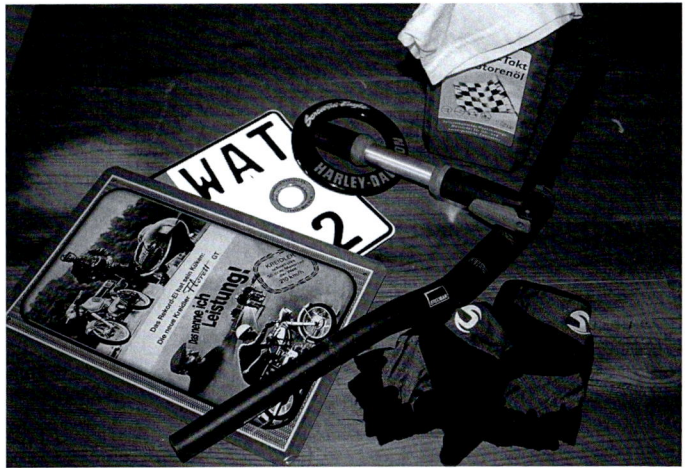

Sollten Sie nicht alle Gegenstände real vorrätig haben, können Sie natürlich auch mit Bildkarten arbeiten.

▣ Tab. 6.18 zeigt den Verlaufsplan dieser Gruppenstunde.

**Sprichwörter/Redewendungen**
- Wer sein Esel liebt, der schiebt.
- Keine Gnade für die Wade
- Wer später bremst, ist länger schnell.
- Umwege erhöhen die Ortskenntnis.
- Wer quer fährt, sieht mehr.

- **Wortfindung**
- **Anagramm**

ZWEIRADMECHANIKER
 Zwei, Rad, Mechaniker, Anker, Rand, Radar, Ader, Ranke, Reim, Marder, Wade, Zierde, Erde, Rede, Made, Karma

- **Weitere Übungen zur Ressourcenförderung/-erhaltung**
- **Allgemeinwissen**

Zeitleiste: ▣ Tab. 6.19 zeigt die „Geschichte der Zweiräder".
- Die Kärtchen ausschneiden und laminieren.
- Die Jahreszahlen den jeweiligen Ereignissen zuordnen.

**☑ Tab. 6.18** Verlaufsplan für die Gruppenstunde mit dem Thema „Zweiräder"

| Inhalt/Ablauf | Durchführung |
|---|---|
| Einstieg | Heute geht es um das Thema Zweiräder |
| Persönliche Begrüßung, ggf. mit Händedruck (individuell) | Lied hören: „Fahrrad fahr'n" (Achim Reichel) |
| Nennung des Themas | |
| Aufwecker: Gemeinsames Lied hören | |
| Erinnerungen wecken | Die unterschiedlichen Materialen auf den Tisch legen und benennen lassen |
| Biografische Fragen | Können Sie Fahrrad fahren? |
| | Erinnern Sie sich an ihr erstes Fahrrad? |
| | Wann sind Sie Fahrrad gefahren? |
| | Können Sie Motorrad fahren? |
| | Erinnern Sie sich an ihr erstes Motorrad? |
| | Sind Sie schon mal Roller gefahren? |
| | Wo sind Sie mit dem Fahrrad/Roller/Motorrad hingefahren? |
| Ressourcenförderung/-erhaltung | Wie repariert man am besten einen Fahrradschlauch? |
| Alltagskompetenzen | „Fachsimpeln" |
| Fein- und Grobmotorik | (Alten Fahrradschlauch reparieren) |
| Entscheidungen treffen | Welche Fahrzeuge gehören alles zur Kategorie Zweiräder? (Fahrrad, Laufrad, Tretroller, Mofa, Moped, Motorroller, Leichtkraftrad, Motorrad) |
| Wissen abrufen | |
| Wortschatz | Wer hat das erste Zweirad erfunden? (Karl Drais, Erfinder der Draisine [Laufrad]) |
| Kommunikation anregen | |
| | Welche deutschen Motorradmarken kennen Sie? (BMW, Kosmos, HWC, MZ, Neander, Zündapp, Schüttoff, Zetge, Simson, Sachs, Prophete, Presto, Maico, Kreidler) |
| | Welche ausländischen Motorradmarken kennen Sie? (Harley Davidson, Yamaha, KTM, Aprilia, Ducati, DUSS, Triumph) |
| | Anagramm |
| | Wortsammlung |
| | Zeitleiste |
| | Gefüllte Kalbsbrust |
| Gefühle, Werte – Einbeziehung der persönlichen Erfahrungen | Sind Sie gerne Fahrrad/Motorrad gefahren? |
| | Wurden Sie mit dem Motorrad schon mal geblitzt? |
| | Welche ist Ihre Lieblingsmarke? |
| | Wissen Sie noch, was Sie für Ihr erstes Fahrrad/Motorrad bezahlt haben? |
| | Welchen Sprit mussten Sie tanken? |
| | Sind Sie alleine gefahren? |
| | Wo sind Sie am liebsten hingefahren? |
| | Hatten Sie schon mal einen Unfall? |
| Abschluss | Witz vorlesen: |
| Witz oder Gedicht vorlesen | Zwei Kollegen: „Wie geht es deinem neuen Fahrrad?" „Es geht nicht, es fährt." „Na gut, wie fährt dein Fahrrad?" „Es geht!" |
| Persönliche Verabschiedung | |

| Tab. 6.19 | Geschichte der Zweiräder |
|---|---|
| **Jahr** | **Ereignis** |
| 1817 | Erfindung der Draisine |
| 1850/1860 | Erfindung der Tretkurbel |
| 1869 | Erfindung des Dampfrads |
| 1885 | Erfindung des Reitwagens |
| 1894 | Erstes Serienmotorrad |
| 1909 | Zweitaktmotoren und Kickstarter |
| 1913 | Der Doppelkolbenmotor kommt auf den Markt |
| 1955 | NSU = größter Zweiradhersteller der Welt |
| 1988 | Erstes Antiblockiersystem für Motorräder |
| 1999 | Erstes serienmäßige Motorrad, welches über 300 km/h fährt |

▪ **Wortfindung**
▪▪ **ABC-Sammlung**
— A – Auspuff
— B – BMW, Bremsen, Beiwagen
— C – Club, Cruiser
— D – Diesel
— E – Elektro
— F – Fahrradtour, Fahrrad
— G – Gangschaltung
— H – Helm, Hollandrad
— I – Inspektion
— J – Jacke
— K – Kluft
— L – Lederjacke, Lampe
— M – Moped, Motorrad, Mofa
— N – Nockenwelle
— O – Oberrohr
— P – Pedale
— Q – Querstrebe
— R – Route, Reparieren, Radler, Rennmaschine
— S – Sozius, Strecke, Stützräder, Strampeln, Speiche
— T – Treten
— U – Überholen
— V – Vehikel
— W – Werkstatt, Wiegetritt
— X/Y –
— Z – Zündschloss, Zündapp

■ ■ **Gefüllte Kalbsbrust (schwierig)**

Ein Wort, thematisch passend zum Thema, wird senkrecht auf eine Flipchart geschrieben. Das gleiche Wort wird nochmals, mit einem Abstand, rückwärts daneben geschrieben.

Die Senioren müssen nun versuchen, die Zwischenräume mit passenden Wörtern zu füllen, sodass die neuen Wörter mit dem ersten beginnen und dem zweiten Buchstaben enden.

Beispiel Fahrrad:

| F | Or | D |
|---|----|---|
| A | Si | A |
| H | olunde | R |
| R | ohrreinige | R |
| R | O | H |
| A | nn | A |
| D | amp | F |

■ **Wahrnehmung**

1. Unterschiedliche Materialien z. B. in einen Jutebeutel legen und erfühlen lassen, was sich daran befindet.
2. Jeder Teilnehmer bekommt einen Jutebeutel mit einem Gegenstand und soll erfühlen, was sich darin befindet (zuerst nur von außen, bei Schwierigkeiten hineingreifen lassen, ohne zu schauen).
3. Mit den vorhandenen Gegenständen „Ich sehe was, was du nicht siehst" spielen.

■ **Merkfähigkeit**

Materialien auf den Tisch legen, anschauen lassen und danach abdecken. Nach einer kurzen Zeit gemeinsam erinnern, was unter der Decke liegt (in der Zwischenzeit Musik hören, Quizfragen beantworten o.Ä.).

■ ■ **Zuordnungsspiel**

Fahrrad:
- Pedale
- Klingel
- Vorderradbremse/Hinterradbremse
- Dynamo

Motorrad:
- Fußraste
- Blinker
- Auspuff
- Handbremse/Fußbremse

## 6.14 Gruppenstunde: Vatertag/Väter

Den Vatertag – in manchen Regionen auch Herrentag/Männer-tag genannt – gibt es seit Anfang des 19. Jahrhunderts. Dieser Tag ist festes Brauchtum und den Vätern gewidmet. Aber auch „Nicht-Väter" feiern mittlerweile diesen Tag. Traditionell wird dieser an Christi Himmelfahrt gefeiert (◘ Abb. 6.14).

> **Materialvorschläge**
> - Miniatur-Bollerwagen
> - Bilder von Kremserwagen/Kutschen
> - Gegebenenfalls eine Flasche Bier

> Sollten Sie nicht alle Gegenstände real vorrätig haben, können Sie natürlich auch mit Bildkarten arbeiten.

◘ Tab. 6.20 zeigt den Verlaufsplan dieser Gruppenstunde.

> **Lieder**
> - Das Lied vom Vater (Rudi Carrell)
> - Der Papa wird's schon richten (Peter Alexander)
> - O mein Papa (Chanson aus der Komödie „Der schwarze Hecht" von Paul Burkhard, Jürg Amstein und Erik Charell)
> - Männer (Herbert Grönemeyer)

◘ **Abb. 6.14**   Vatertag

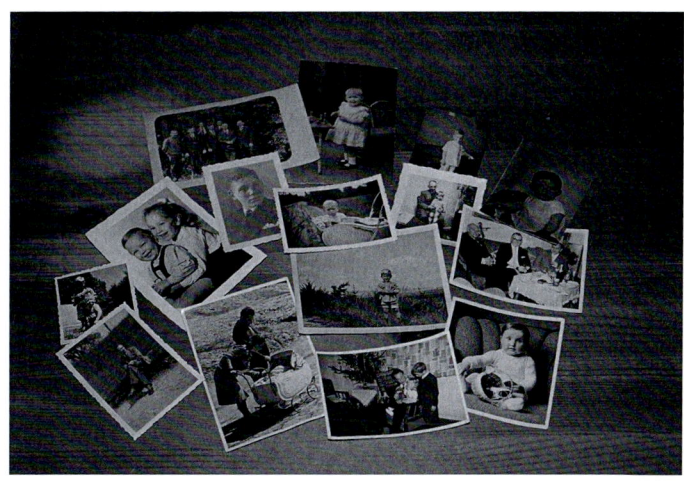

■ **Tab. 6.20** Verlaufsplan für die Gruppenstunde mit dem Thema „Vatertag/Väter"

| Inhalt/Ablauf | Durchführung |
|---|---|
| Einstieg<br><br>Persönliche Begrüßung, ggf. mit Händedruck (individuell)<br><br>Nennung des Themas<br><br>Aufwecker: Gemeinsames Lied hören, ggf. mitsingen | Heute geht es um das Thema „Vatertag"<br><br>Gemeinsames Anhören eines Liedes aus den Liedvorschlägen<br>7 ₽„Lied vom Vater " (Rudi Carrell) |
| Erinnerungen wecken | Die unterschiedlichen Materialen auf den Tisch legen und gemeinsam anschauen |
| Biografische Fragen | Wurde bei ihnen Vatertag/Herrentag gefeiert?<br><br>Erinnern Sie sich an ihren ersten Herrentag?<br><br>Was haben Sie traditionell an diesem Tag unternommen?<br><br>Mit wem haben Sie den Tag verbracht? |
| Ressourcenförderung/-erhaltung<br><br>Alltagskompetenzen<br><br>Fein- und Grobmotorik<br><br>Entscheidungen treffen<br><br>Wissen abrufen<br><br>Wortschatz<br><br>Kommunikation anregen | Anagramm<br><br>Quiz<br><br>Verkehrte Sprichwörter |
| Gefühle, Werte – Einbeziehung der persönlichen Erfahrungen | War der Vatertag etwas Besonderes für Sie?<br><br>Was war Ihr bevorzugtes Getränk am Vatertag?<br><br>Haben Sie Ausflüge mit der Kutsche gemacht?<br><br>Wo sind Sie mit der Kutsche hingefahren?<br><br>Wie viele Personen waren Sie?<br><br>Haben Sie etwas von Ihren Kindern zum Vatertag geschenkt bekommen? |
| Abschluss<br><br>Gedicht vorlesen<br><br>Persönliche Verabschiedung | Gedicht vorlesen von Wilhelm Busch |

■ **Ein weiteres Lied**

**Mein Vater ist ein Bergmann**

Mein Vater ist Bergmann, und ich bin sein Sohn,
mit Kummer und Sorgen, so werd ich groß.
Als Knabe, da mußt ich unter die Erd,
da mußte ich fahren mit Wagen und Pferd,
da mußte ich fahren mit Wagen und Pferd.

Und eines Tages, da hat es gekracht.
Ich hörte ein Wimmern tief unten im Schacht.

Ich kannte die Stimme, die Hilfe geschrien!
Mein Vater, mein Vater! Da brachten sie ihn.

Von Steinen zerschmettert, lag tot auf der Bahr,
ich denke noch heute, als Beerdigung war.
Die Knappen, sie senkten ins Grab ihn hinein,
o welch Kummer, Bergmann zu sein!

■ Gedicht

**Vater werden ist nicht schwer, Vater sein dagegen sehr**

Vater werden ist nicht schwer,
Vater sein dagegen sehr.
Ersteres wird gern geübt,
Weil es allgemein beliebt.
Selbst der Lasterhafte zeigt,
Dass er gar nicht abgeneigt;
Nur will er mit seinen Sünden
Keinen guten Zweck verbinden,
Sondern, wenn die Kosten kommen,
Fühlet er sich angstbeklommen.
Dieserhalb besonders scheut
Er die fromme Geistlichkeit,
Denn ihm sagt ein stilles Grauen:
Das sind Leute, welche trauen. –
So ein böser Mensch verbleibt
Lieber gänzlich unbeweibt. –
Ohne einen hochgeschätzten
Tugendsamen Vorgesetzten
Irrt er in der Welt umher,
Hat kein reines Hemde mehr,
Wird am Ende krumm und faltig,
Grimmig, greulich, ungestaltig,
Bis ihn dann bei Nacht und Tag
Gar kein Mädchen leiden mag.
Onkel heißt er günst'gen Falles,
Aber dieses ist auch alles. –

Oh, wie anders ist der Gute!
Er erlegt mit frischem Mute
Die gesetzlichen Gebühren,
Läßt sich redlich kopulieren,
Tut im stillen hocherfreut
Das, was seine Schuldigkeit,
Steht dann eines Morgens da

Als ein Vater und Papa
Und ist froh aus Herzensgrund,
Daß er dies so gut gekunnt.

(Wilhelm Busch, 1832–1908)

- **Sprichwörter/Redewendungen**

„Das Alter geht voran", sagte der Junge, als sein Vater auf dem Dachboden durch die Luke stürzte. (Deutsches Sprichwort)

■■ **Wortfindung**

Wörter, die Vater enthalten …

Vatertag, Großvater, Urgroßvater, Vaterschaft, Privater, Kindsvater, Brautvater, Vaterglück, Stadtvater, Vaterland, Zuchtvater, Adoptivvater

- **Weitere Übungen zur Ressourcenförderung/-erhaltung**
■■ **Allgemeinwissen**

Vatertags-Quiz:

1. Wie nennt man den Vatertag noch?
- Herrentag (Lösung)
- Ohne-Frauen-Tag
- Männerrunde

2. Wann wird der Vatertag in Deutschland gefeiert?
- Weihnachtsfeiertag
- Pfingsten
- Christi Himmelfahrt (Lösung)

3. Womit werden die Wagen bei Vatertagsausflügen geschmückt?
- Rosen und Nelken
- Flieder- und Birkenzweigen (Lösung)
- Brennnesseln und Disteln

4. Was wird vorzugsweise an Vatertag konsumiert?
- Kaffee oder Tee
- Alkohol (Lösung)
- Wasser und Saft

5. Seit wann ist Christi Himmelfahrt in Deutschland ein gesetzlicher Feiertag?
- 1934 (Lösung)
- 1878
- 1982

In der DDR war der Tag nur bis 1967 und im Jahr 1990 ein gesetzlicher Feiertag. Seit der Widervereinigung ist Christi Himmelfahrt für alle deutschen Bundesländer ein gesetzlicher Feiertag.

■ ■ **Verkehrte Sprichwörter**

Wie heißt das Sprichwort richtig?
- Eigener Vater ist goldes Wert (Eigener Herd ist goldes Wert)
- Kleine Väter, kleine Sorgen. Große Väter, große Sorgen (Kleine Kinder, kleine Sorgen. Große Kinder, große Sorgen)
- Der Apfel fällt nicht weit vom Vater (Der Apfel fällt nicht weit vom Stamm)
- Am Abend wird der Vater fleißig. (Am Abend wird der Faule fleißig)
- Besser den Vater in der Hand als die Mutter auf dem Dach (Besser den Spatz in der Hand als die Taube auf dem Dach)

■ **Merkfähigkeit**

Materialien auf den Tisch legen, anschauen lassen und danach abdecken. Nach einer kurzen Zeit gemeinsam erinnern, was unter der Decke liegt (in der Zwischenzeit Musik hören, Quizfragen beantworten o.Ä.).

## 6.15 Gruppenstunde: Politik

Politische Ereignisse prägten das 20. Jahrhundert. Nach dem Ende des Zweiten Weltkriegs wird Deutschland in vier Besatzungszonen aufgeteilt. Viele unserer zu Betreuenden erlebten diese Zeit bewusst mit. Das 20. Jahrhundert ist geprägt von politischen Ereignissen. 1949 wird Deutschland getrennt. DDR und BRD formieren sich.

Es gibt viele weitere Ereignisse, die das Jahrhundert geprägt haben. Ein Thema, welches nicht außer Acht gelassen werden darf.

**Materialvorschläge**
- Bilder von Politikern
- Namen der Bundeskanzler und Bundespräsidenten, laminiert auf Kärtchen

Politik kann ein heikles Thema werden. Trotzdem lohnt es sich, sich über das spannende Thema auszutauschen und es zum Gruppenthema zu machen.

◘ Tab. 6.21 zeigt den Verlaufsplan dieser Gruppenstunde.

◘ **Tab. 6.21** Verlaufsplan für die Gruppenstunde mit dem Thema „Politik"

| Inhalt/Ablauf | Durchführung |
|---|---|
| Einstieg | Heute geht es um das Thema „Politik" |
| Persönliche Begrüßung, ggf. mit Händedruck (individuell) | Gedicht: |
| Nennung des Themas | „Heutige Weltkunst" (Friedrich Freiherr von Logau, 1604–1655, deutscher Jurist, Satiriker, Epigramm- und Barockdichter; Pseudonym: Solomon von Golaw): |
| Aufwecker: Gedicht vorlesen | Anders sein und anders scheinen, / Anders reden, anders meinen, / Alles loben, alles tragen, / Allen heucheln, stets behagen, / Allem Winde Segel geben, / Bös' und Guten dienstbar leben, / Alles Tun und alles Dichten / bloß auf eignen Nutzen richten: / Wer sich dessen will befleißen, / kann politisch heuer heißen. |
| Erinnerungen wecken | Die unterschiedlichen Materialen auf den Tisch legen und gemeinsam anschauen |
| Biografische Fragen | Interessieren Sie sich für Politik? |
| | Erinnern Sie sich an die Trennung von Deutschland? |
| | Erinnern Sie sich an die Wiedervereinigung? |
| | Sind Sie wählen gegangen? |
| Ressourcenförderung/-erhaltung | Quiz: |
| Alltagskompetenzen | Wer war Bundeskanzler nach dem Zweiten Weltkrieg? (Antwort: Konrad Adenauer, und zwar von 1949 bis 1963) |
| Fein- und Grobmotorik | Wer war Bundespräsident nach dem Zweiten Weltkrieg? (Antwort: Theodor Heuss, und zwar von 1949 bis 1959) |
| Entscheidungen treffen | |
| Wissen abrufen | Welcher Partei gehörte Adenauer an? (Antwort: CDU) |
| Wortschatz | Welcher Partei gehörte Heuss an? (Antwort: FDP) |
| Kommunikation anregen | Wofür steht die Abkürzung CDU? (Lösung: Christliche Demokratische Union) |
| | Wofür steht die Abkürzung FDP? (Lösung: Freie Demokratische Partei) |
| | Wofür steht die Abkürzung SPD? (Lösung: Sozialdemokratische Partei Deutschland) |
| | Wofür steht die Abkürzung Bündnis 90? (Lösung: Bündnis 90 ist ein Zusammenschluss von Bürgerbewegungen und Oppositionsbewegungen der DDR) |
| | Seit wann sind Bündnis 90 und die Grünen eine Partei? (Lösung: 1993) |
| | Anagramm |
| | Wortfindung |
| | Zuordnungsspiel |
| Gefühle, Werte – Einbeziehung der persönlichen Erfahrungen | Wie haben Sie die Wende erlebt? |
| | Gibt es einen Politiker, der für Sie vieles richtig gemacht hat? |
| | Gibt es einen Politiker, der für Sie versagt hat? |
| Abschluss | Gedicht: |
| Gedicht vorlesen | Ein Wintermärchen (Ausschnitt) |
| Persönliche Verabschiedung | |

▪ **Gedicht**

**Ein Wintermärchen (Ausschnitt)**
Sie sang vom irdischen Jammertal,
von Freuden, die bald zerronnen,

vom Jenseits, wo die Seele schwelgt,
verklärt in ewigen Wonnen.

Sie sang das alte Entsagungslied,
das Eiapopeia vom Himmel,
womit man einlullt, wenn es greint,
das Volk, den großen Lümmel.

Ich kenne die Weise, ich kenne den Text,
ich kenn' auch die Herren Verfasser;
ich weiß, sie tranken heimlich Wein
und predigten öffentlich Wasser.

Der Autor dieses Gedichtausschnitts ist Heinrich Heine (1797–1856), eigentlich Harry Heine, deutscher Dichter und Romancier, ein Hauptvertreter des Jungen Deutschland sowie Begründer des modernen Feuilletons. Es entstand im Jahr 1844.

**Die beste Politik**

Von allem, was zu Leid und Frommen
Bisher das Leben mir gebracht,
Ist manches unverhofft gekommen,
Und manches hatt' ich überdacht;
Doch seltsam! wo ich schlau und fein
Mich abgesorgt zu grauen Haaren,
Da bin ich meistens abgefahren,
Und Unverhofftes schlug mir ein.

Ein jeder kommt doch gern zu Brode,
Doch blieben mir die Gönner kalt,
Tat ich gleich klein wie eine Lode
Gen einen mächt'gen Eichenwald;
Und nur der ärmliche Student,
Bei dem ich manche Nacht verwachte,
Als Mangel ihn aufs Lager brachte,
Der dachte mein als Präsident.

Den Frauen will man auch gefallen,
– Zumal, sieht man nicht übel aus, –
In die Salons sah man mich wallen,
Verschmitzt hinein, verdutzt heraus;
Und nur die täglich recht und schlicht
Mich wandeln sah im eignen Hause,

Die trug in meine kleine Klause
Des Lebens süßestes Gedicht.

Auch Ruhm ist gar ein scharfer Köder,
Ich habe manchen Tag verschwitzt,
Verschnitzelt hab' ich manche Feder,
Und bin doch schmählich abgeblitzt;
Und nur als ich, entmutigt ganz,
Gedanken flattern ließ wie Flocken,
Da plötzlich fiel auf meine Locken
Ein junger frischer Lorbeerkranz.

So hab' aus allem ich gezogen
Das treue Fazit mir zuletzt:
Daß dem das Glück zumeist gewogen,
Der es am mindesten gehetzt;
Und daß, wo Wirken ein Geschick
Nach eigner Willkür kann bereiten,
Nur Offenheit zu allen Zeiten
Die allerbeste Politik.

Die Autorin dieses Gedichts ist Annette von Droste-Hülshoff (1797–1848), die eigentlich Anna Elisabeth Freiin von Droste zu Hülshoff hieß und deutsche Dichterin war. Es stammt ebenfalls aus dem Jahr 1844.

- **ABC-Sammlung**
  - A – Abgeordneter
  - B – Bundestag, Bundestagswahl
  - C – Christian Wulff
  - D – Demokratie
  - E – Entscheidungen
  - F – Fraktion, Freiheit, Frieden
  - G – Gesundheit und Soziales, Gleichheit, Grundrechte
  - H – Hierarchie
  - I – International
  - J – Jahreshauptversammlung
  - K – Kapitalismus
  - L – Liberalismus
  - M – Macht
  - N – Neoliberalismus
  - O – Ordnung, Opposition
  - P – Partei, Pluralismus, Parlament

- Q –
- R – Regierung
- S – Staat
- T – Teilung
- U – Unterdrückung
- V – Verfassung
- W – Wahl
- X/Y –
- Z – Zensur

- **Wortfindung**

Wörter, die das Wort „Wahlen" enthalten:

Landtagswahl, Bundestagswahl, Brautwahl, Auswahl, Wahlfreiheit, Wahllos, Wahlgeheimnis, Wahlurne, Wahlkabine, Wahlbüro, Wahlbezirk, Stimmwahlzettel, Wahlausschuss, Wahlrecht, Wahlergebnis …

- ▪ **Anagramm**

B U N D E S T A G S W A H L

Bund, Tag, Wahl, Stahl, Bunt, Gast, Wald, Wund, Stand, Wand, Halt, Und, Sagt, Sand, Gas, Hals, Wunde, Tugend, Hund, Sau, Gaul, Laut, Laus, Stau, Aus, West, Hasten, Lasten, Bast, Ast …

- **Weitere Übungen zur Ressourcenförderung/-erhaltung**

- ▪ **Allgemeinwissen**

**Sortieren Sie folgende Bundeskanzler/Bundespräsidenten chronologisch**

Bundeskanzler:

Adenauer, Kiesinger, Erhard, Brandt, Schmidt, Merkel, Schröder, Kohl

Lösung: Konrad Adenauer (1949–1963), Ludwig Erhard (1963–1966), Kurt Georg Kiesinger (1966–1969), Willy Brandt (1969–1974), Helmut Schmidt (1974–1982), Helmut Kohl (1982–1998), Gerhard Schröder (1998–2005), Angela Merkel (seit 2005)

Bundespräsidenten:

Scheel, Heinemann, Lübke, Carstens, von Weizsäcker, Heuss, Rau, Herzog, Wulff, Köhler, Steinmeier, Gauck

Lösung: Theodor Heuss (1949–1959), Heinrich Lübke (1959–1969), Gustav Heinemann (1969–1974), Walter Scheel (1974–1979), Karl Carstens (1979–1984), Richard von Weizsäcker (1984–1994), Roman Herzog (1994–1999), Johannes Rau (1999–2004), Horst Köhler (2004–2010), Christian Wulff (2010–2012), Joachim Gauck (2012–2017), Frank Walter Steinmeier (seit 2017)

Sie können die Bundeskanzler/Bundespräsidenten auch alphabethisch sortieren lassen.

▪▪ Zuordnungsspiel

Bundeskanzler:
- Angela Merkel
- Helmut Schmidt
- Kurt Georg Kiesinger
- Gerhard Schröder
- Helmut Kohl

Bundespräsidenten:
- Joachim Gauck
- Christian Wulff
- Johannes Rau
- Theodor Heuss
- Frank-Walter Steinmeier

▪▪ Rätsel

Wer bin ich?
　Gesucht werden deutsche Politiker und Politikerinnen.
1. Geboren bin ich am 3. April 1930 in der Pfalz. Schon als Schüler trat ich im Jahre 1946 meiner Partei bei. Ich heiße Helmut Josef Michael. Ich war der längste Amtsinhaber der Bundeskanzlerschaft. 16 Jahre lang. Mein Nachname ist auch als Wintergemüse bekannt.
Lösung: Helmut Kohl

2. Geboren wurde ich am 18. Dezember 1913 in Lübeck. Ich war der vierte Bundeskanzler in Deutschland (1969–1974). Von 1964 bis 1978 war ich SPD-Parteivorsitzender. Geboren wurde ich als Herbert Ernst Karl Frahm.
Lösung: Willy Brandt

3. Geboren wurde ich am 12. April 1948 in Gerabronn. Vom 1. Januar 1999 bis zum 30. Juni 1999 war ich Präsident des Rats der Europäischen Union. Ärger bekam ich mit meiner Beschimpfung „Mit Verlaub, Herr Präsident, Sie sind ein Arschloch", nachdem mein Kollege Reents von einer Bundestagssitzung ausgeschlossen worden war. Mein bürgerlicher Name lautet Joseph Martin.
Lösung: Joschka Fischer

4.  Geboren wurde ich im Jahr 1958 in Belgien. Ich habe schon einige Bundesministerämter in meiner Laufbahn belegt. 2005–2009 war ich Bundesministerin für Familie, Senioren, Frauen und Jugend und von 2009–2013 Bundesministerin für Arbeit und Soziales. Ich habe sieben Kinder. Seit dem 17. Dezember 2013 bin ich Bundesministerin der Verteidigung. Lösung: Ursula von der Leyen

5.  Geboren wurde ich am 17. Juli 1954 in Hamburg. Ich wuchs in der DDR auf. Ich habe Physik studiert und mich während meines Studiums verliebt. Die Ehe wurde jedoch 1982 geschieden. Ich bin CDU-Politikerin und heiße mit Zweitnamen Dorothea. Seit 2005 bin ich amtierende Bundeskanzlerin der Bundesrepublik Deutschland. Lösung: Angela Merkel

▪ **Merkfähigkeit**

Materialien auf den Tisch legen, anschauen lassen und danach abdecken. Nach einer kurzen Zeit gemeinsam erinnern, was unter der Decke liegt (in der Zwischenzeit Musik hören, Quizfragen beantworten o.Ä.).

▪ **Berühmte Zitate**

Wer sagte …

1. „In der Politik geht es nicht darum, recht zu haben, sondern recht zu behalten."
— Konrad Adenauer (Lösung)
— Willy Brandt
— Angela Merkel

2. „Gleichungen sind wichtiger für mich, weil die Politik für die Gegenwart ist, aber eine Gleichung etwas für die Ewigkeit"
— Albert Einstein (Lösung)
— Fred Feuerstein
— Joschka Fischer

3. „Die Politik ist keine Wissenschaft, wie viele der Herren Professoren sich einbilden, sondern eine Kunst."
— Ursula von der Leyen
— Kaiser Wilhelm
— Otto von Bismarck (Lösung)

4. „Manche Politiker muss man behandeln wie rohe Eier. Und wie behandelt man rohe Eier? Man haut sie in die Pfanne."
— Konrad Adenauer
— Dieter Hallervorden (Lösung)
— Harald Schmidt

5. „Die Dummheit von Regierungen sollte niemals unterschätzt werden."
- Helmut Schmidt (Lösung)
- Karl Gustav von Anhalt
- Frank Zander

## 6.16    Gruppenstunde: Funk und Fernsehen

Funk und Fernsehen ist heute nicht mehr wegzudenken. Anfang der 50er-Jahre beschränkte sich z. B. die Sendezeit in der BRD und der DDR noch auf wenige Stunden. Viele unserer zu Betreuenden haben die Geschichte und Entwicklung von Funk und Fernsehen miterlebt, und es gibt mit Sicherheit eine Menge zu berichten (◼ Abb. 6.15).

**Materialvorschläge**
- Fernbedienung
- Kofferradio
- Bilder von TVs/Radios
- Fernsehzeitschrift
- VHS-Kassette
- DVD
- Etwas zum Knabbern
- Untersetzer

◼ Tab. 6.22 zeigt den Verlaufsplan dieser Gruppenstunde.

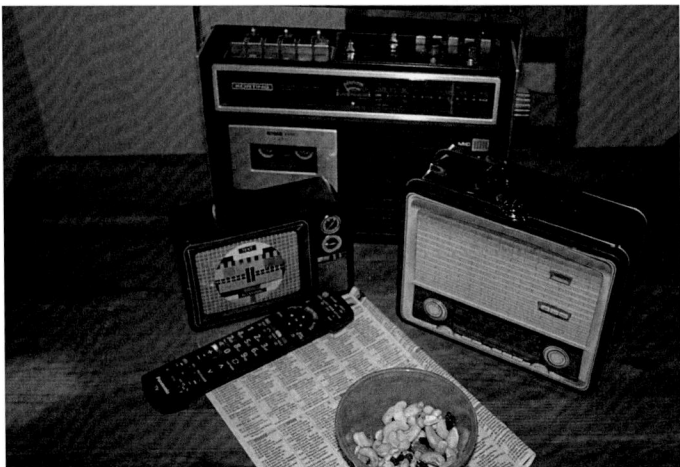

◼ **Abb. 6.15**    Funk und Fernsehen

◨ **Tab. 6.22** Verlaufsplan für die Gruppenstunde mit dem Thema „Funk und Fernsehen"

| Inhalt/Ablauf | Durchführung |
|---|---|
| Einstieg<br><br>Persönliche Begrüßung, ggf. mit Händedruck (individuell)<br><br>Nennung des Themas<br><br>Aufwecker: Anhören eines Liedes (▶ Liedvorschläge) oder gemeinsames Singen | Heute geht es um das Thema „Funk und Fernsehen"<br><br>Gemeinsames Lied anhören: „Ich hör so gerne Radio" von Rudi Schuricke |
| Erinnerungen wecken<br><br>Assoziieren | Die unterschiedlichen Materialien auf den Tisch legen Begriffe sammeln, die einem zu Funk und Fernsehen einfallen |
| Biografische Fragen | Erinnern Sie sich, wann es den ersten TV, das erste Radio in Ihrem Haushalt gab?<br><br>Erinnern Sie sich an Ihren ersten Fernseher?<br><br>Erinnern Sie sich an Ihr erstes Radio?<br><br>Erinnern Sie sich an Ihren ersten Film/Serie, die sie geschaut haben?<br><br>Erinnern Sie sich daran, wann TV geschaut wurde?<br><br>Erinnern Sie sich, wann Radio gehört wurde? |
| Ressourcenförderung/-erhaltung<br><br>Alltagskompetenzen<br><br>Fein- und Grobmotorik<br><br>Entscheidungen treffen<br><br>Wissen abrufen<br><br>Wortschatz<br><br>Kommunikation anrege | Quiz:<br><br>Wann begann die Ausstrahlung im Regelbetrieb von Fernsehprogrammen?<br><br>– 20er-Jahre<br><br>– 40er-Jahre<br><br>– 50er-Jahre (Lösung)<br><br>Wann gab es das erste Farbfernsehen?<br><br>– 1967 (Lösung)<br><br>– 1969<br><br>– 1971<br><br>Wofür steht die Abkürzung des Fernsehsenders „ARD"?<br><br>– Arbeitsgemeinschaft der öffentlich-rechtlichen Rundfunkanstalten der Bundesrepublik Deutschland (Lösung)<br><br>– Arbeiter Rundfunkanstalt Deutschland<br><br>– Arbeitsgemeinschaft Rundfunk Deutsch<br><br>Wofür steht die Abkürzung des ehemaligen Fernsehsenders DFF?<br><br>– Die Flinken Funker<br><br>– Deutscher Fernsehfunk (Lösung)<br><br>– Deutsches Funkerfernsehen |

◘ **Tab. 6.22**   (Fortsetzung)

| Inhalt/Ablauf | Durchführung |
|---|---|
| Gefühle, Werte – Einbeziehung der persönlichen Erfahrungen | Erinnern Sie sich, wann Sie Ihren ersten Fernseher gekauft haben? |
| | Erinnern Sie sich, wann Sie Ihr erstes Radio gekauft haben? |
| | Haben Sie eine Lieblingsserie? |
| | Welche Serien schauen Sie gerne? |
| | Welchen Radiosender hören Sie gerne? |
| | Wann haben Sie TV geschaut? |
| | Wann haben Sie Radio gehört? |
| | Was denken Sie von der GEZ? |
| | Gibt es einen Schauspieler, den Sie nicht mögen? |
| | Gibt es einen Schauspieler, den Sie gerne sehen? |
| Abschluss<br><br>Witz vorlesen<br><br>Persönliche Verabschiedung | Zwei ältere Damen unterhalten sich auf der Parkbank: „Soll ich nun weniger essen oder mich mehr bewegen, um ein paar Kilo abzunehmen?" „Weder noch! Verzichte doch einfach auf das Fernsehen und höre mehr Radio!" „Und das soll schlank machen?" „Ja, ich habe erst kürzlich gelesen, dass die Radiohörer deutlich abgenommen haben, seit es das Fernsehen gibt!" |

**Liedvorschläge**
- Ich hör so gern Musik (Rudi Schuricke)
- Radio Bavaria (Nicki)
- Radio Gaga (Queen)
- Radiodampf (Leinemann)
- On the Radio (Donna Summer)
- Diverse Serienlieder/Titelmelodien, z. B. Tatort, Bonanza, Rauchende Colts, Columbo
- Lieder aus Shows im TV, z. B. Die Pyramide, Wetten, dass, Hop oder Top, RuckZuck, Flitterabend, Am laufenden Band, Schätzen Sie mal

| ◩ Tab. 6.23 Geschichte der TV-Serien | |
|---|---|
| **Jahr** | **Serie** |
| 1973–1976 | Ein Herz und eine Seele |
| 1974–1983 | Unsere kleine Farm |
| 1954–1973 | Lassie |
| 1955–1960 | Fury |
| 1954–1959 | Rin Tin Tin |
| 1959–1973 | Bonanza |
| 1955–1975 | Rauchende Colts |
| 1969–1976 | Der Kommissar |
| 1985–heute | Lindenstraße |

▪ **Weitere Übungen zur Ressourcenförderung/-erhaltung**

▪▪ **Allgemeinwissen**

Zeitleiste: ◩ Tab. 6.23 zeigt die „Geschichte der TV-Serien".

▪▪ **Zuordnungsspiel**

Radiosender:
- 1LIVE
- Antenne Bayern
- Berliner Rundfunk
- SWR 3
- WDR 4
- Deutschlandfunk
- HR 1

Fernsehsender:
- WDR
- ARD
- ZDF
- VOX
- RTL
- SAT.1
- KABEL 1

▪▪ **ABC-Sammlung**

- A – Abendprogramm, Antenne
- B – Bayerischer Rundfunk
- C – Couch
- D – DFF, Dokumentation

- E – Einschalten, Erotikfilm
- F – Funk, Fernsehen, Frequenz
- G – „Glück auf"
- H – Hörfunk
- I – Inlandsradio
- J – Jeopardy
- K – Komödie, Kurzwelle, Krimi
- L – Laienschauspieler
- M – Moderator
- N – Nachtjournal
- O – ORF
- P – Piratenfilm
- Q – Quincy
- R – Radiosender, Radio, Röhrenfernseher
- S – Sender, Stauschau
- T – Thriller, Teleshopping
- U – UKW (Ultrakurzwelle)
- V – Verkehrsnachrichten
- W – Wissenssendung, Werbung, Western
- X –
- Y –
- Z – Zuschauer, Zuhörer, Zeichentrickfilm

#### ▪▪ Anagramm

RADIOSENDER

Radio, Sender, Dose, Radar, Ader, Oder, Roden, Nase, Arsen, Sand, Dia, Rasen, Dir, Den, Ende, Sonde, Rand …

#### ▪▪ Rechenaufgabe

Peter möchte sich heute einen gemütlichen Fernsehabend mit seiner Frau Petra machen. Er geht einkaufen. Er kauft zwei Portionen Eis für 4 €, eine Tüte Weingummi für 1,50 und eine Tüte Chips für 3,50.

Wie viel muss Peter bezahlen?

Lösung: 9 €.

#### ▪▪ Wortfindung

Programm …

Programmzeitschrift, Abendprogramm, Programmauswahl, Programmankündigung, Vorabendprogramm, Programmbreite, Programmdirektor, Programmname, Schonprogramm, Zwischenprogramm

- **Wahrnehmung**
1. Knabbereien essen und dabei Serienmelodien hören und erraten
2. Eine alte Serie oder einen Filmausschnitt schauen
3. Die vorhandenen Gegenstände nach Gewicht sortieren

- **Merkfähigkeit**

Materialien auf den Tisch legen, anschauen lassen und danach abdecken. Nach einer kurzen Zeit gemeinsam erinnern, was unter der Decke liegt (in der Zwischenzeit Musik hören, Quizfragen beantworten o. Ä.).

Welche unterschiedlichen Filmarten kennen Sie? (Tonfilm, Farbfilm, Stummfilm, Schwarz-weiß-Film, Zeichentrickfilm, computeranimierter Film)

Welche Filmgenres kennen Sie? (Drama, Krimi, Komödie, Thriller, Heimat, Horror, Liebe, Dokumentarfilm, Western, Abenteuer, Action, Biografie, Agenten, Kinder, Musik/Musical, Piraten)

## 6.17 Gruppenstunde: Pflege/Accessoires

Pflegeprodukte, Accessoires – ein umfangreiches Thema. Jeder hat Lieblingsdüfte, spezielle Cremes und Wässerchen, auf die er nicht verzichten mag, oder auch Accessoires, ohne die er nicht das Haus verlässt. Bei der Frau ist das vielleicht der Lippenstift oder die Handcreme, beim Mann das „Allround-Messer" oder der Kamm (◘ Abb. 6.16).

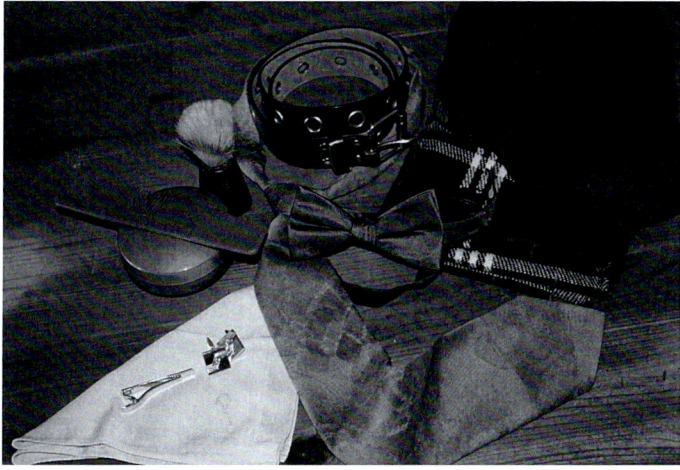

◘ **Abb. 6.16**  Pflege/Accessoires

**Materialvorschläge**
- Kamm
- Pflegeprodukte
- Rasierpinsel
- Manschettenknöpfe
- Krawatte
- Armband-/Taschenuhr
- Krawattennadel
- Hut
- Schal
- Stofftaschentücher
- Brieftasche
- Sonnenbrille
- Brillenputztuch
- Brillenetui

◘ Tab. 6.24 zeigt den Verlaufsplan dieser Gruppenstunde.

◘ **Tab. 6.24** Verlaufsplan für die Gruppenstunde mit dem Thema „Pflege/Accessoires"

| Inhalt/Ablauf | Durchführung |
|---|---|
| Einstieg<br>Persönliche Begrüßung, ggf. mit Händedruck (individuell)<br>Nennung des Themas | Heute geht es um rund um das Thema „Herrenaccessoires und Pflegeprodukte" |
| Erinnerungen wecken | Die unterschiedlichen Materialen auf den Tisch legen und betrachten, ggf. die Verwendung benennen<br>Die Materialien in die Hand nehmen, fühlen lassen – ein „Be-greifen" ermöglichen |
| Biografische Fragen | Erinnern Sie sich, wann Sie das erste Mal eine Krawatte getragen haben?<br>Erinnern Sie sich, wann Sie sich das erste Mal rasiert haben?<br>Erinnern Sie sich, von wem Sie Ihre erste Uhr bekommen haben? |
| Ressourcenförderung/-erhaltung<br>Alltagskompetenzen<br>Fein- und Grobmotorik<br>Entscheidungen treffen<br>Wissen abrufen<br>Wortschatz<br>Kommunikation anregen | Handbad und danach Hände eincremen (auf Unverträglichkeiten achten)<br>Krawatte binden<br>Welche Krawattenknoten kennen Sie? (einfacher Krawattenknoten, einfacher und doppelter Windsorknoten, Kentknoten)<br>Anagramm<br>Wortfindung<br>Formulieren |

▶ **Tab. 6.24** (Fortsetzung)

| Inhalt/Ablauf | Durchführung |
|---|---|
| Gefühle, Werte – Einbeziehung der persönlichen Erfahrungen | Haben Sie früher eine Krawatte getragen? |
| | Haben Sie früher Fliege getragen? |
| | Benutzen Sie lieber Stoff- oder Papiertaschentücher? |
| | Benutzen Sie lieber einen Nass- oder einen Trockenrasierer? |
| | Haben Sie sich selber die Haare geschnitten? |
| | Zu welchen Anlässen wurde sich „rausgeputzt"? |
| | Können Sie einen Krawattenknoten binden? |
| | Welche Pflegeprodukte benutzen Sie regelmäßig? |
| | Was tragen Sie immer bei sich? |
| | Worauf können Sie nicht verzichten? |
| Abschluss | Sprichwörter ergänzen – Anfang oder Ende des Sprichwortes vorlesen und ergänzen lassen. |
| Sprichwörter ergänzen | |
| Witz oder Gedicht vorlesen | Verdrehte Sprichwörter, einzelne Wörter in einem Sprichwort weglassen. |
| Persönliche Verabschiedung | |

## Sprichwörter

Wie heißen die Sprichwörter richtig?

- Der Rasierer im Haus erspart den Zimmermann. Oder: Die Axt im Haus erspart den Zimmer.
- Eigene Krawatte ist goldes Wert. Oder: Eigener Herd ist goldes Wert.
- Alter Gehstock rostet nicht. Oder: Alte Liebe rostet nicht.
- Die Haare kommen beim Kämmen. Oder: Der Appetit kommt beim Essen.
- Ein leichter Schlag mit dem Schal erhöht das Denkvermögen. Oder: Ein leichter Schlag auf den Hinterkopf erhöht das Denkvermögen.
- Eine alte Brieftasche verleiht man nicht. Oder: Einen alten Baum verpflanzt man nicht.
- Für jedes Taschentuch gibt es eine passende Nase. Oder: Für jeden Topf gibt es einen Deckel.
- Hut und Schal gesellt sich gern. Oder: Gleich und gleich gesellt sich gern.
- Je später der Abend, desto schöner die Krawatte. Oder: Jeder später der Abend, desto schöner die Gäste.
- Kleine Manschettenknöpfe erhalten das Hemd. Oder: Kleine Geschenke erhalten die Freundschaft.

■    **Weitere Übungen zur Ressourcenförderung/-erhaltung**

■ ■ **Allgemeinwissen**

Nennen Sie …

▬ Drei Möglichkeiten der Haarentfernung (Rasieren, mit Faden und Feuer, Schneiden)

▬ Drei mögliche Uhrtypen (Taschenuhr, Armbanduhr, Stoppuhr)

▬ Drei mögliche Accessoires für den Hals (Kette, Krawatte, Fliege)

■ ■ **ABC-Sammlung**

▬ A – Anzug, Anstecknadel

▬ B – Barbier

▬ C – Collier, Coiffeur

▬ D – Deodorant

▬ E – Elektrorasierer, Einstecktuch

▬ F – Fliege, Fingerring

▬ G – Gehstock, Gürtel

▬ H – Hut, Hosenträger

▬ I –

▬ J – Jacket

▬ K – Krawatte, Krawattennadel

▬ L – Lederarmband

▬ M – Manschettenknöpfe, Messer

▬ N – Nasenhaarschneider, Nagelknipser

▬ O – Ohrenhaarschneider

▬ P – Pinsel, Puder, Pfeile

▬ Q –

▬ R – Rasierpinsel, Rasierer

▬ S – Seife, Smoking

▬ T – Taschenuhr

▬ U – Uhr

▬ V –

▬ W – (Bart-)Wichse

▬ X –

▬ Y –

▬ Z – Zwirn

■ ■ **Anagramm**

R A S I E R P I N S E L

Pinsel, Rasieren, Rasen, Assel, Rassel, Sparen, Lasieren, Arsen, Lisa, Insel, Linse, Spiel, Spieler, Spiele

#### ▪▪ Wortfindung

Uhr …

Uhrwerk, Uhrenarmband, Standuhr, Kirchturmuhr, Uhrmacher, Taschenuhr, Uhrzeit, Uhrenumstellung, Damenarmbanduhr, Uhrglas, Uhrzeiger, Zufuhr, Abfuhr, Uhrengeschäft

#### ▪▪ Rechenaufgabe

Walther und die neue Uhr

Walther möchte sich eine neue Uhr kaufen. Es soll diesmal etwas Besonderes sein. Eine Taschenuhr. In Silber. Mit einer extralangen Kette und einer Gravur. Die Verkäuferin rechnet ihm seine Wünsche vor.

— Silberne Uhr: 450 €
— Extralange Kette: 70 €
— Gravur: 120 €

Wie viel muss Walther ausgeben?

Lösung: 640 €

#### ▪ Wahrnehmung

— Uhr stellen, Hut auf und absetzen, damit „typisch" gestikulieren z. B.: absetzen bei der Begrüßung, damit winken, den Hut herumreichen, den Hut ausschlagen usw.
— Rasierschaum „anrühren" und riechen lassen, in die Hand nehmen und fühlen
— Pflegeprodukte riechen
— Krawattenknoten binden
— Fliege anlegen
— Materialien nach Gewicht sortieren
— Materialien nach Formen sortieren z. B.
    — rund: Rasierpinsel, Manschettenknöpfe
    — quadratisch: Schal, Taschentuch, Krawatte

#### ▪ Merkfähigkeit

Materialien auf den Tisch legen, anschauen lassen und danach abdecken. Nach einer kurzen Zeit gemeinsam erinnern, was unter der Decke liegt (in der Zwischenzeit Musik hören, Quizfragen beantworten o.Ä.).

#### ▪ Bewegungsgeschichte

**Walther geht aus**

Walther hat heute eine Verabredung. Mit Martha, aus dem Haus gegenüber (nach gegenüber zeigen). Sie treffen sich um 19 Uhr (auf die Armbanduhr schauen).

Er kommt gerade aus der Dusche und steht vor dem Spiegel. Er überlegt und schaut mit großen Augen in den Spiegel (Augen aufreißen).

Zuerst nimmt er seinen Kamm und kämmt sich die Haare (Haare nach hinten kämmen). Dann macht er sich einen Seitenscheitel (Haare zur Seite kämmen).

Föhnen (Föhn pantomimisch darstellen) braucht er sie nicht. Es sind nicht mehr so viele (mit den Schultern zucken).

Nun legt er sich ein Handtuch um die Brust (pantomimisch Handtuch um die Brust legen) und rührt seinen Rasierschaum an (Rasierschaum anrühren). Danach pinselt er sich das Gesicht ein (Gesicht einpinseln).

Er nimmt seinen Rasierer und beginnt langsam von den Ohren an zum Kinn zu rasieren (Rasieren pantomimisch darstellen). Besonders vorsichtig muss er am Hals und der Oberlippe sein.

Verdammt! Geschnitten. (Gesicht verziehen)

Er nimmt ein Stück Taschentuchpapier und versucht, die Blutung zu stoppen (Papierkugel rollen und auf das Gesicht drücken).

Er rasiert weiter (Rasieren pantomimisch darstellen).

Puh. Glück gehabt. Es bleibt bei dem einen Schnitt (mit der Hand erleichternd über die Stirn fahren).

Er nimmt nun sein Rasierwasser, dreht es auf (Flasche aufdrehen) und schüttet sich etwas in die rechte Hand (pantomimisch darstellen). Danach verteilt er das Rasierwasser in die linke Hand und legt sich beide Hände ins Gesicht (Hände reiben, Hände ins Gesicht legen).

Verdammt! Das brennt! (Augen und Mund weit aufreißen) Er wedelt sich etwas Luft ins Gesicht (pantomimisch Luft ins Gesicht wedeln).

Puh! Schon viel besser.

Jetzt muss ich mich beeilen denkt Walther sich. Schon halb sieben.

Er legt das Handtuch ab (Handtuch ablegen und zusammenfalten).

Zieht sich sein Unterhemd an (Unterhemd anziehen). Nimmt sein frisches Hemd, streift es sich über und knöpft es zu (Hemd zuknöpfen).

Noch ein kurzer Blick in den Spiegel. Ein bisschen Parfüm (pantomimisch mit Parfüm einsprühen, links und rechts am Hals). Walther ist zufrieden (lächeln) und geht los (auf der Stelle laufen).

## 6.18    Gruppenstunde: Landwirtschaft

Die Landwirtschaft stellt einen der ältesten Wirtschaftszweige der Menschheit dar. Gerade in ländlichen Gegenden ist die Landwirtschaft ein großer Bestandteil – sei es beruflich oder privat (◘ Abb. 6.17). Wir finden viele Landwirte mit den unterschiedlichsten Anbauten und Zuchten: Erdbeere, Spargel und Kartoffel oder Weizen und Mais. Neben den Pflanzen finden wir auch die Tierhaltung: Schweine, Rinder, Hühner, Ziegen usw.

**Materialvorschläge**
- Bilder von landwirtschaftlichen Geräten
- Maiskolben
- Bilder von Bauernhöfen
- Bilder von Nutztieren

Die Biografie darf nicht außer Acht gelassen werden. Möglicherweise haben Sie zu Betreuende, die den landwirtschaftlichen Betrieb übernehmen mussten, obwohl sie ursprünglich andere Pläne hatten.

◘ Tab. 6.25 zeigt den Verlaufsplan der Gruppenstunde.

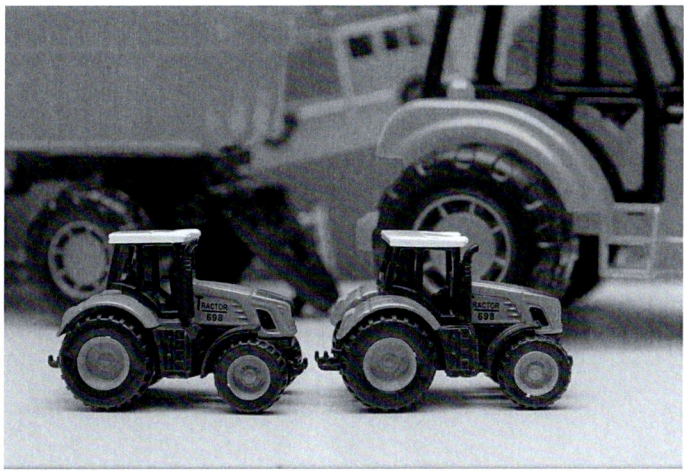

◘ **Abb. 6.17**    Landwirtschaft

◘ **Tab. 6.25** Verlaufsplan für die Gruppenstunde mit dem Thema „Landwirtschaft"

| Inhalt/Ablauf | Durchführung |
|---|---|
| Einstieg | Heute geht es um das Thema „Landwirtschaft" |
| Persönliche Begrüßung, ggf. mit Händedruck (individuell) | Bauernregeln vorlesen: |
| | – „Ist der Januar hell und weiß, wird der Sommer gerne heiß." |
| Nennung des Themas | – „An dem Tag Vinzenzius jede Rebe treiben muss." |
| Aufwecker: Wortsammlung | – „Wenn der Nordwind doch nicht will, so kommt er sicher im April." |
| | Was fällt Ihnen alles zur Landwirtschaft ein? |
| | Kennen Sie noch weitere Bauernregeln? |
| Erinnerungen wecken (► Materialvorschläge) | Teilnehmer können sich die jeweiligen Bilder der Fahrzeuge, Tiere anschauen und benennen |
| Biografische Fragen | Welche Tiere findet man auf einem Bauernhof/in der Landwirtschaft? |
| | Welche Tiere hatten Sie? |
| | Was wurde bei Ihnen angebaut? |
| | Erinnern Sie sich an ihre Fahrt mit dem Traktor? |
| Ressourcenförderung/-erhaltung | Quiz: |
| | Landwirtschaft gehört zum Wirtschaftszweig der |
| Fein- und Grobmotorik | – Urproduktion (Lösung) |
| Wissen abrufen | – Abproduktion |
| Wortschatz | – Orproduktion |
| Kommunikation anregen | Ein Synonym für Landwirtschaft lautet: |
| | – Ackerwirtschaft |
| | – Agrarwirtschaft (Lösung) |
| | – Feldwirtschaft |
| | Eine Person, die Landwirtschaft betreibt, nennt man: |
| | – Landfachmann |
| | – Landbetreiber |
| | – Landwirt (Lösung) |
| Gefühle, Werte – Einbeziehung der persönlichen Erfahrungen | Haben Sie gerne in der Landwirtschaft gearbeitet? |
| | Wann sind Sie morgens aufgestanden? |
| | Welche Tiere mochten Sie am liebsten? |
| | Haben Sie geschlachtet? |
| | Wo haben Sie Ihre Produkte verkauft? |
| | Hatten Sie einen Marktstand? |
| | Hatten Sie aufgrund von Unwettern oder anderen Naturereignissen schlechte Jahre erlebt? |
| | Wie groß war Ihre Landwirtschaft? |
| Abschluss | Witz: |
| Witz, Scherzfrage oder Gedicht vorlesen | Zwei Bäuerinnen unterhalten sich. „Mein Mann will mir ein Schwein zum Geburtstag schenken." Sagt die andere: „Das sieht ihm ähnlich!" „Wieso, hast du es schon gesehen? |
| Lied singen | Scherzfrage: |
| Persönliche Verabschiedung | Welche Bauern haben weder Acker noch Hof? – Lösung: Die Bauern auf dem Schachbrett. |

**Sprichwörter**
- Die dümmsten Bauern haben die dicksten Kartoffeln.
- Kann der Bauer nicht schwimmen, ist die Badehose schuld.
- Was der Bauer nicht kennt, das isst er nicht.

■ **Gedichte**

**Der Bauer und sein Sohn**
Der Bauer steht vor seinem Feld
und zieht die Stirne kraus in Falten.
„Ich hab den Acker wohlbestellt,
auf reine Aussaat streng gehalten;
nun seh mir eins das Unkraut an!
Das hat der böse Feind getan!"

Da kommt sein Knabe hochbeglückt,
mit bunten Blüten reich beladen;
im Felde hat er sie gepflückt,
Kornblumen sind es, Mohn und Raden.
Er jauchzt: „Sieh, Vater, nur die Pracht!
Die hat der liebe Gott!" gemacht!"

(Julius Carl Reinhold Sturm, 1816–1896)

**Abendlied eines Bauersmanns**
Das schöne große Taggestirne
Vollendet seinen Lauf;
Komm, wisch den Schweiß mir von der Stirne,
Lieb Weib, und denn tisch' auf!

Kannst hier nur auf der Erde decken,
Hier unterm Apfelbaum;
Da pflegt es abends gut zu schmecken,
Und ist am besten Raum.

Und rufe flugs die kleinen Gäste,
Denn hör, mich hungert sehr;
Bring auch den kleinsten aus dem Neste
Wenn er nicht schläft, mit her.

Dem König bringt man viel zu Tische;
Er, wie die Rede geht,
Hat alle Tage Fleisch und Fische
Und Panzen und Pastet;

Und ist ein eigner Mann erlesen,
Von andrer Arbeit frei,
Der ordert ihm sein Tafelwesen
Und präsidiert dabei.

Gott laß ihm alles wohl gedeihen!
Er hat auch viel zu tun,
Und muß sich Tag und Nacht kasteien,
Daß wir in Frieden ruhn.

Und haben wir nicht Herrenfutter;
So haben wir doch Brot,
Und schöne, frische, reine Butter,
Und Milch, was denn für Not?

Das ist genug für Bauersleute,
Wir danken Gott dafür,
Und halten offne Tafel heute
Vor allen Sternen hier.

Es präsidiert bei unserm Mahle
Der Mond, so silberrein!
Und guckt von oben in die Schale
Und tut den Segen h'nein.

Nun Kinder, esset, eßt mit Freuden,
Und Gott gesegn' es euch!
Sieh, Mond! ich bin wohl zu beneiden,
Bin arm und bin doch reich!

(Matthias Claudius, 1740–1815)

(Quelle: Matthias Claudius, Asmus omnia sua secum portans, oder
Sämtliche Werke des Wandsbecker Bothen, 1775–1812)

### Liedvorschläge
- Thank God I'm a country boy (John Denver)
- Ich will nen Cowboy als Mann (Gitte)
- Meine Oma fährt im Hühnerstall Motorrad
- Ein Bett im Kornfeld (Jürgen Drews)
- Hejo, spann den Wagen an
- Im Märzen der Bauer
- Kampflied der Bauern (Schmetterlinge)

■ Liedtext

**Hejo, spann den Wagen an**

Hejo, spann den Wagen an,

Denn der Wind treibt Regen übers Land

Hol die goldnen Garben,

Hol die goldnen Garben

■ Weitere Übungen zur Ressourcenförderung/-erhaltung

■ ■ Wortfindung

Nennen Sie …

Nennen Sie zehn Tiere, die man auf einem Bauernhof findet (z. B. Hunde, Katze, Kühe, Schweine, Rinder, Hühner, Mäuse, Schafe, Ziegen, Fliegen)!

Nennen Sie zehn verschiedene Gemüsesorten, die angebaut werden (z. B. Mais, Kohl, Spargel, Möhren, Kartoffeln, Gurken, Rote Bete, Salat, Tomaten, Brokkoli)!

Nennen Sie zehn landwirtschaftliche Geräte (z. B. Traktor, Melkmaschine, Mähdrescher, Mistgabel, Frontlader, Pflug, Ballenpresse, Rechen, Häcksler, Güllemixer)!

Nennen sie zehn verschiedene Obstsorten, die angebaut werden (z. B. Trauben, Äpfel, Quitten, Erdbeeren, Brombeeren, Birnen, Johannisbeeren, Pflaumen, Kirschen)!

Spielvariation: Passen Sie die Anzahl der Gruppe an. Sie können sich steigern. Erst drei, dann fünf, dann sieben, dann zehn nennen lassen.

Anderes Spiel zur Wortfindung:

Feld …

Feldweg, Arbeitsfeld, Maisfeld, Fußballfeld, Feldbett, Feldmaß, Feldstecher, Feldhütte, Feldsalat, Feldhamster, Feldhauptmann, Erdbeerfeld, Adressfeld, Feldhockey, Feldwebel

■ ■ Rechenaufgabe

Ein bunter Obstkorb:

Hanni ist heute auf dem Weg zum Bauernladen. Sie benötigt frisches Obst für einen Kuchen.

Sie kauft drei Äpfel, vier Birnen, zwölf Kirschen und zehn Erdbeeren.

Wie viele Teile Obst hat sie insgesamt?

Lösung: 29

■ Wahrnehmung

Die Materialien werden auf den Tisch gelegt und es wird „Ich sehe was, was du nicht siehst" gespielt. Es dürfen nur Formen, Farben genommen werden, die auf dem Tisch liegen und mit den vorhandenen Materialien in Verbindung stehen.

■    **Merkfähigkeit**

Materialien auf den Tisch legen, anschauen lassen und danach abdecken. Nach einer kurzen Zeit gemeinsam erinnern, was unter der Decke liegt (in der Zwischenzeit Musik hören, Quizfragen beantworten o.Ä.).

■    **Zuordnungsspiel**

Die jeweiligen Karten werden ausgeschnitten, gemischt und auf den Tisch gelegt. Die Fahrzeuge werden den Oberbegriffen zugeordnet.

Spielvarianten: Bei fortgeschrittener Demenz die Anzahl der Tiere verringern. Anstatt fünf nur zwei.

Männliche Tiere:
- Erpel
- Rüde
- Hahn
- Eber
- Rind

Weibliche Tiere:
- Stute
- Sau
- Zicke
- Katze
- Huhn

Junges:
- Ferkel
- Zicklein
- Küken
- Kalb
- Lamm

■ ■    **Ein einfaches Würfelspiel**

**Die Sau schlachten**

Jeder Spieler oder jede Gruppe bekommt man Spielzettel mit einer Sau (wer keine Sau möchte, kann sich auch Blumen aufmalen und das ganze „Blümchen pflücken" nennen). Nun würfelt jeder Spieler/ jede Gruppe nacheinander. Wer zuerst alle Zahlen weggewürfelt hat, hat gewonnen (◘ Abb. 6.18).

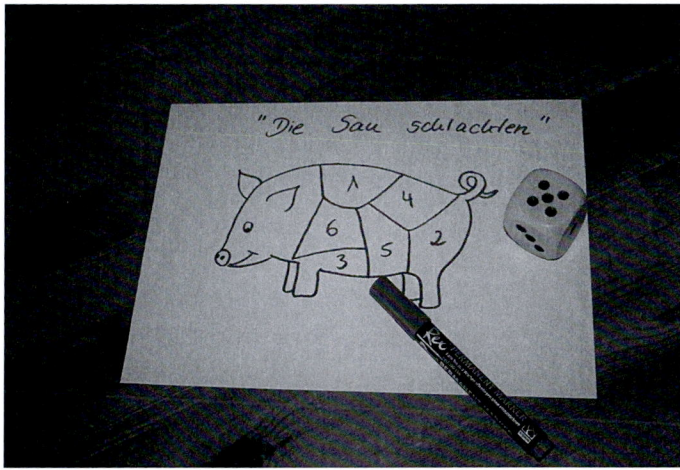

◘ **Abb. 6.18**    Spiel „Die Sau schlachten"

## 6.19    Gruppenstunde: Garten

Gärten finden wir nahezu überall – sei es in Städten oder auf dem Land. Mit dem unterschiedlichsten Nutzen – sei es als Nutzgarten oder als Ziergarten. Vielen unserer zu Betreuenden haben ihren Garten gehegt und gepflegt und verfügen über einen „grünen Daumen" (◘ Abb. 6.19).

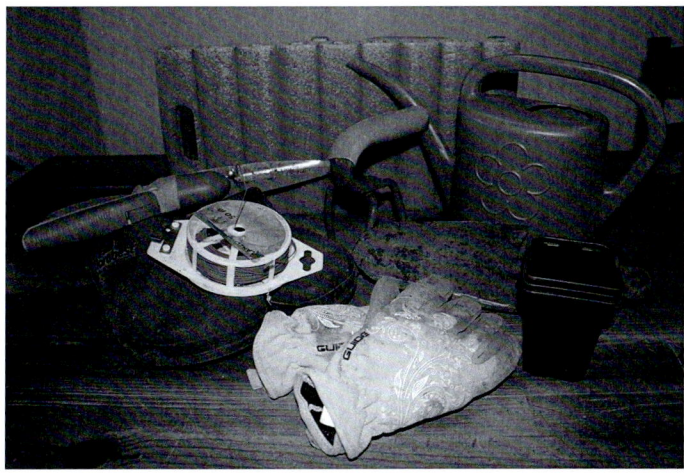

◘ **Abb. 6.19**    Gartenwerkzeug

> **Materialvorschläge**
> - Gartengeräte (Schüppe, Schere, Band)
> - Handschuhe
> - Ansaattöpfchen
> - Blumen
> - Gemüsesamen

▣ Tab. 6.26 zeigt den Verlaufsplan dieser Gruppenstunde.

▣ **Tab. 6.26** Verlaufsplan für die Gruppenstunde mit dem Thema „Garten"

| Inhalt/Ablauf | Durchführung |
|---|---|
| Einstieg | Heute geht es um das Thema „Garten" |
| Persönliche Begrüßung, ggf. mit Händedruck (individuell) | Das Gärtlein still vom Busch umhegt, / Das jeden Monat Rosen trägt, / Das gern den Gärtner in sich schließt, / Der es betraut, der es begießt, / Es lebe hoch! (Christoph Martin Wieland, 1733–1813) |
| Nennung des Themas | |
| Aufwecker: Gedicht vorlesen | |
| Erinnerungen wecken | Die unterschiedlichen Materialien auf den Tisch legen und gemeinsam anschauen |
| | Verwendung benennen lassen |
| Biografische Fragen | Hatten Sie einen Garten? |
| | Was haben Sie dort angepflanzt? |
| Ressourcenförderung/-erhaltung | Quiz: |
| Alltagskompetenzen | Wer bin ich? |
| Fein- und Grobmotorik | Man nennt mich auch die Königin der Blume. Ich werde oft von Verliebten verschenkt. Aus meinen Blättern kann man Öl gewinnen. – Lösung: Rose |
| Entscheidungen treffen | |
| Wissen abrufen | Man nennt mich auch manchmal Tausendschön. Oft findet man mich in selbstgebastelten Haarkränzen. Ich wachse zu in jedem Garten, auf Wiesen, und manchmal findet man mich auch auf einem Grünstreifen mitten in der Stadt. – Lösung: Gänseblümchen |
| Wortschatz | |
| Kommunikation anregen | |
| | Rot sind meine Blüten. Ich blühe von Mai bis Juli. Im Jahr 2017 war ich die Blume des Jahres. Man nennt mich auch Klatschrose. – Lösung: Mohnblume/ Klatschmohn |
| | Zuordnungsspiel: Kresse ansetzen in kleinen Saattöpfchen |
| | Materialien: Kressesamen, Küchenrollenpapier, flaches Schälchen |
| | Das Schälchen mit dem Küchenpapier dick auslegen und gut mit Wasser tränken. Danach die Samen darauf streuen und gut verteilen. Das Küchenpapier muss die ganze Zeit feucht gehalten werden. Nach kurzer Zeit kann man beobachten, dass die Kresse anfängt zu wachsen. |

**⊡ Tab. 6.26** (Fortsetzung)

| Inhalt/Ablauf | Durchführung |
|---|---|
| Gefühle, Werte – Einbeziehung der persönlichen Erfahrungen | Wie sah ihr Garten aus? |
| | Haben Sie etwas angebaut? Oder hatten Sie einen Ziergarten? |
| | Was haben Sie angebaut? |
| | Haben Sie Tiere gehalten? |
| | Wie viel Zeit haben Sie für die Gartenarbeit in der Woche benötigt? |
| | Hatten Sie ein Gartenhäuschen? |
| | Was wurde aus der Ernte verarbeitet? |
| | Haben Sie im Sommer viel Zeit im Garten verbracht? |
| | Was ist Ihre Lieblingsblume? |
| | Welche Blumen/Pflanzen mögen Sie nicht? |
| Abschluss<br>Gedicht vorlesen<br>Persönliche Verabschiedung | Gedicht:<br>Rosen, Tulpen, Nelken, / alle Blumen welken, / nur die eine nicht, / und sie heißt Vergissmeinnicht. |

**Sprichwörter/Bauernregeln**
- Der Komposthaufen ist die Dunggrube des Gärtners.
- Des Gärtners liebste Steckenpferde ist seine gute Komposterde.
- Zeig mir deinen Mist, und ich sag'dir, wer du bist.
- Gut gedüngt ist halb gewachsen.
- Mist ist des Bauern List.
- Kleinvieh macht auch Mist.
- Halt ihn feucht und tret ihn feste, in engem Raum, im Schatten vom Baum, das ist für den Mist das Beste.
- Mist geht über List.
- Wenn die Sonne auf einen Misthaufen scheint, so antwortet er mit Gestank.

- **Gedicht**

**Blumengruß**
Der Strauß, den ich gepflücket,
Grüße dich vieltausendmal!
Ich habe mich oft gebücket,
Ach, wohl eintausendmal,
Und ihn ans Herz gedrücket
Wie hunderttausendmal!

(Johann Wolfgang von Goethe, 1749–1832)

(Quelle: Goethe, Gedichte. Ausgabe letzter Hand. 1827, Lieder)

**Sie war ein Blümlein**
Sie war ein Blümlein hübsch und fein,
Hell aufgeblüht im Sonnenschein.
Er war ein junger Schmetterling,
Der selig an der Blume hing.

Oft kam ein Bienlein mit Gebrumm
Und nascht und säuselt da herum.
Oft kroch ein Käfer kribbelkrab
Am hübschen Blümlein auf und ab.

Ach Gott, wie das dem Schmetterling
So schmerzlich durch die Seele ging.

Doch was am meisten ihn entsetzt,
Das Allerschlimmste kam zuletzt.
ein alter Esel fraß die ganze
Von ihm so heiß geliebte Pflanze.

(Wilhelm Busch, 1832–1908)

(Quelle: Busch, Gedichte. Kritik des Herzens, 1874)

**Lieder**
- Weiße Rosen aus Athen (Nana Mouskouri)
- Sag mir, wo die Blumen sind (Marlene Dietrich)
- Lotusblumen (Die Flippers)
- Vielen Dank für die Blumen (Udo Jürgens)
- Mein kleiner grüner Kaktus (Comedian Harmonists)
- Blumenwalzer aus „Der Nussknacker"
- Meine Blümchen haben Durst (Kern/Dieffenbach)

- **Liedtext**
„Spannenlanger Hansel,
nudeldicke Dirn,
geh'n wir in den Garten,
schütteln wir die Birn'.

Schüttel' ich die großen,
schüttelst du die klein',
wenn das Säckchen voll ist,
geh'n wir wieder heim."

„Lauf doch nicht so eilig,
spannenlanger Hans!
Ich verlier' die Birnen
und die Schuh noch ganz."
„Trägst ja nur die kleinen,
nudeldicke Dirn,
und ich schlepp' den schweren Sack
mit den großen Birn'."

(Autor: unbekannt)

- **ABC-Sammlung**
  - A – Aster
  - B – Beet
  - C – Chrysantheme
  - D – Düngen
  - E – Ernten
  - F – Friseesalat
  - G – Gänseblümchen
  - H – Heilkräuter
  - I – Immergrün, Iris
  - J – Johannisbeeren
  - K – Kirschen, Kräuter
  - L – Läuse, Laubbäume
  - M – Mohnblume
  - N – Nutzgarten
  - O – Orchideen
  - P – Pflücken, Pflaumen
  - Q – Quittenbaum
  - R – Rosen
  - S – Saat
  - T – Tulpen
  - U – Usambaraveilchen
  - V – Vanilleblume
  - W – Wasserpflanze
  - Y – Yuccapalme
  - X –
  - Z – Zwiebeln, Ziergarten

■ **Wortfindung**

Wörter, die das Wort „Garten" enthalten:

Landschaftsgarten, Gartenzaun, Gartenwerkzeug, Nutzgarten, Ziergarten, Gartenhütte, Gartentor, Gartenparty, Gartenabfälle, Gartenteich, Gartenschlauch, Kleingarten

■ **Quiz**

Was darf man nicht in einen Kompost werfen?

▬ Kartoffelschalen

▬ Eierschalen

▬ Essensreste (Lösung)

Welche Blume gibt es wirklich?

▬ Augentrost (Lösung)

▬ Augenreiber

▬ Augenaufschlag

Wann ist die Erntezeit der Sommerhimbeeren?

▬ Juni/Juli (Lösung)

▬ April/Mai

▬ August/September

■ **Anagramm**

P F L A U M E N B A U M

Pflaume, Baum, Maul, Laub, Laufen, Malen, Album, Faul, Alu, Bau, Flau, Blau, Amme, Lamm

■ **Weitere Übungen zur Ressourcenförderung/-erhaltung**

■ ■ **Zuordnungsspiel**

Giftige Pflanzen:

▬ Tollkirsche

▬ Buchsbaum

▬ Engelstrompete

▬ Maiglöckchen

▬ Iris

Ungiftige Pflanzen:

▬ Jasmin

▬ Wacholder

▬ Birke

▬ Flieder

▬ Kamille

**▪ ▪ Wortfindung**

Welche Vornamen kennen Sie, die nach einer Blume benannt wurden? (z. B. Rose, Iris, Jasmin, Fiala, Viola, Erika, Heide, Magnolia, Rosalie)

Welche Nutztiere findet man in einem Garten? (z. B. Bienen, Hühner, Kaninchen, Tauben, Enten, Gänse, Puten)

**▪ Merkfähigkeit**

Materialien auf den Tisch legen, anschauen lassen und danach abdecken. Nach einer kurzen Zeit gemeinsam erinnern, was unter der Decke liegt (in der Zwischenzeit Musik hören, Quizfragen beantworten o.Ä.).

## 6.20 Gruppenstunde: Reisen

Urlaub, Reisen, Kurztrips. Wer die Möglichkeit hatte, machte sich auf den Weg, um andere Städte und Länder zu erkunden. Ob mit dem Flugzeug, dem Auto oder mit dem Zug. Innerhalb oder außerhalb von Deutschland wurden viele Ecken besucht (◗ Abb. 6.20). Zum faulenzen oder zum wandern.

---

**Materialvorschläge**
- Postkarten
- Reiseführer
- Bilder von Fortbewegungsmitteln (Zug, Bus, Auto)
- Fotoapparat
- Sonnencreme
- Reisepass
- Kleiner Koffer
- Sonnenhut
- Sonnenbrille

---

◗ Tab. 6.27 zeigt den Verlaufsplan dieser Gruppenstunde.

---

**Lieder**
- Daumen im Wind (Udo Lindenberg)
- Ab in den Urlaub (De Höhner)
- Über den Wolken (Reinhard Mey)
- An der Nordseeküste (Klaus & Klaus)

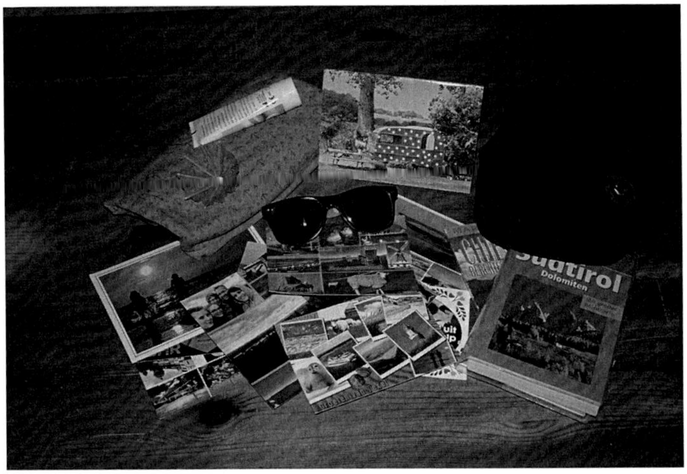


**Abb. 6.20** Reisen

- Capri-Fischer (Rudi Schuricke)
- Wem Gott will rechte Gunst erweisen (Volkslied)
- Lustig ist das Zigeunerleben (Volkslied)
- Jetzt kommen die lustige Tage (Volkslied)

**Tab. 6.27** Verlaufsplan für die Gruppenstunde mit dem Thema „Reisen"

| **Inhalt/Ablauf** | **Durchführung** |
|---|---|
| Einstieg<br>Persönliche Begrüßung, ggf. mit Händedruck (individuell)<br>Nennung des Themas<br>Aufwecker: Zitat vorlesen | Heute geht es um das Thema „Reisen"<br>„Wenn jemand eine Reise tut, so kann er was erzählen" (Goethe) |
| Erinnerungen wecken | Die unterschiedlichen Materialien auf den Tisch legen und gemeinsam anschauen<br>Verwendung benennen lassen |
| Biografische Fragen | Erinnern Sie sich an Ihre erste Reise?<br>Wohin sind Sie gereist?<br>Mit wem sind Sie gereist? |
| Ressourcenförderung/-erhaltung<br>Alltagskompetenzen<br>Fein- und Grobmotorik<br>Entscheidungen treffen<br>Wissen abrufen<br>Wortschatz<br>Kommunikation anregen | Postkarten nach Motiven sortieren (z. B. Menschen, Tiere, Landschaften)<br>Im Reiseführer blättern<br>Die Fortbewegungsmittel nach Größe sortieren |

**Tab. 6.27** (Fortsetzung)

| Inhalt/Ablauf | Durchführung |
|---|---|
| Gefühle, Werte – Einbeziehung der persönlichen Erfahrungen | Sind Sie gerne gereist? |
| | Wo haben Sie Ihre Urlaube verbracht? |
| | Wo wären Sie gerne hingereist? |
| | Welches Reisemittel bevorzugen Sie? |
| | Haben Sie Postkarten geschrieben? |
| | Haben Sie fotografiert? |
| | Mögen Sie Hotels? |
| | Mögen Sie Ferienwohnungen? |
| | Was durfte auf keiner Reise fehlen? |
| | Haben Sie sich Urlaubserinnerungen mitgebracht? |
| | Mussten Sie geschäftlich/beruflich verreisen? |
| | Wohin ging Ihre weiteste Reise? |
| Abschluss | Lied gemeinsam singen |
| Lied singen | Den Koffer packen – Materialien wieder einräumen |
| Persönliche Verabschiedung | |

- **Liedtext**

**Schön ist die Jugend (Volkslied)**
Schön ist die Welt, drum, Brüder, laßt uns reisen
wohl in die weite Welt, wohl in die weite Welt.

Es blühen Rosen, es blühen Nelken,
es blühen Blumen, sie welken ab.

Es wächst ein Weinstock, und der trägt Reben,
und aus den Reben fließt edler Wein.

Vergangne Zeiten, kehrn niemals wieder,
verschwunden ist das junge Blut.

Doch, wenn die Alten das Glas erheben,
dann kehrt noch einmal die Jugend ein.

- **Gedichte**

**Ausfahrt**
Berggipfel erglühen,
Waldwipfel erblühen
Vom Lenzhauch geschwellt;
Zugvogel mit Singen
Erhebt seine Schwingen,
Ich fahr' in die Welt.

Mir ist zum Geleite
In lichtgold'nem Kleide
Frau Sonne bestellt;
Sie wirft meinen Schatten
Auf blumige Matten,
Ich fahr' in die Welt.

Mein Hutschmuck die Rose,
Mein Lager im Moose,
Der Himmel mein Zelt:
Mag lauern und trauern
Wer will, hinter Mauern,
Ich fahr' in die Welt.

(Joseph Viktor von Scheffel, 1826–1886)

**Der Wanderer an den Mond**

Ich auf der Erd', am Himmel du,
Wir wandern beide rüstig zu:
Ich ernst und trüb, du mild und rein,
Was mag der Unterschied wohl sein?

Ich wandre fremd von Land zu Land,
So heimatlos, so unbekannt;
Berg auf, Berg ab, Wald ein, Wald aus,
Doch bin ich nirgend, ach! zu Haus.

Du aber wanderst auf und ab
Aus Ostens Wieg' in Westens Grab,
Wallst Länder ein und Länder aus,
Und bist doch, wo du bist, zu Haus.

Der Himmel, endlos ausgespannt,
Ist dein geliebtes Heimatland;
O glücklich, wer, wohin er geht,
Doch auf der Heimat Boden steht!

(Johann Gabriel Seidl, 1804–1875)

- **ABC-Sammlung**
  - A – Ankommen, Auspacken, Ausflug
  - B – Berge
  - C – Check in

- D – Dünen
- E – Essen gehen
- F – Fliegen, Faulenzen, Ferienhaus
- G – Gondelfahrt, Gepäck
- H – Heimat, Hotel
- I – Italien
- J – Jagen
- K – Kurztrip, Koffer
- L – Litauen
- M – Mailand
- N – Neugierde
- O – Opernbesuch
- P – Personalausweis, Pass
- Q – Quedlinburg
- R – Reisepass
- S – Städtetrip, Strand
- T – Tasche, Tradition
- U – Urlaub, Unterkunft
- V – Venedig
- W – Wandern, Wohnmobil
- Y –
- X – Xanten
- Z – Zugfahrt, Zelten

- **Wortfindung**

Wörter die das Wort „Reisen" beinhalten:

Reisepass, Reiseroute, Urlaubsreise, Schiffreise, Reisebus, Reiseleiter, Geschäftsreise, Amtsreise, Auslandsreise, Abreise, Ausreise, Reisegut, Heimreise, Zugreise, Flugreise, Reisegeld

- **Anagramm**

URLAUBSKASSE

Urlaub, Kasse, Sau, Laus, Raus, Rasse, Ass, Bass, Blau, Laub, Bau, Alu, Rus, Sauer, Lauer, Bauer, Rau, Raub

- **Weitere Übungen zur Ressourcenförderung/-erhaltung**

■■ **Zuordnungsspiel**

Strandurlaub:

- Strand
- Sandalen
- Strandkorb
- Dünen
- Schwimmen

Wanderurlaub:
- Berge
- Wanderschuhe
- Rucksack
- Wälder
- Laufen

## ▪▪ Formulierung

Die Gruppenteilnehmer sollen mit den vorgegebenen Wörtern einen Satz bilden:
- Strand, Sonne, Sonnenhut
- Urlaub, Flugzeug, Reisepass
- Wandern, Berge, Schnee

## ▪ Merkfähigkeit

Materialien auf den Tisch legen, anschauen lassen und danach abdecken. Nach einer kurzen Zeit gemeinsam erinnern, was unter der Decke liegt (in der Zwischenzeit Musik hören, Quizfragen beantworten o.Ä.).

## ▪ Bewegungsübungen

## ▪▪ Spiel

### Ich packe meinen Koffer

Während die Teilnehmer den Gegenstand benennen, welchen sie in ihren Koffer legen, soll die dazugehörige Bewegung ausgeführt werden.

# Serviceteil

© Springer-Verlag GmbH Deutschland, ein Teil von Springer Nature 2019
K. Gisselmann, *Stundenkonzepte für Männer*,
https://doi.org/10.1007/978-3-662-57289-4

# Stichwortverzeichnis